健康科学・保健医療系学問における

環境と法律

北垣浩志

三惠社

はじめに

　健康科学や医療系の仕事は環境問題や法律と大きく関連しています。しかし環境問題や法律には学ぶことが非常に多くまた複雑であり、その全体像をつかむのは容易ではありません。

　そこで、この本においては、ポイントを絞って記述し俯瞰的に見ることで、健康科学や医療系学問における環境問題や法律の構造の全体像を理解できるようにしました。

　また演習問題を多くすることでその内容を定着できるようにしました。

　この本が健康科学や医療系学問を学ぶ学生の役に立てば幸いです。

令和3年4月25日

北垣浩志

目次

第1章　法律とは

太古から、人々は争いをなくすためにルールを決めてきた。それを明文化し国家権力で効力を持たせたのが法律である。

古くは古代メソポタミアのハンムラビ法典から日本における十七条憲法まで、さまざまな法律が制定されてきた。

近代国家の権力は三権分立で成り立っている。

日本では、国会が「立法権」、内閣が「行政権」、裁判所が「司法権」を持っている。

立法府である、国民の代表である国会議員から成る国会の審議で賛成多数を得て決められたのが法律である

法律に基づいて実際の行政を行うのが行政府である内閣

争いや犯罪を法律に基づいて裁くのが司法府である裁判所

国民は立法府を選挙で、司法府を国民審査で、行政府を世論で制御することができる。

法律　国会において国会議員の議決を経て制定される。

政令　内閣が制定する命令

府令　内閣総理大臣が制定する命令

省令と〇法施行規則　各省大臣が制定する命令

規則　行政機関が制定する命令

通達　行政機関が関係する行政機関に対して発する文書通知

条例　地方公共団体が議会の議決を経て定める法

規則　地方公共団体の長が定める命令

告示　行政機関が一般に知らせる公の行為

条約　国家と国家の取り決め

演習問題

太古から、人々は争いをなくすためにルールを決めてきた。それを明文化し国家権力で効力を持たせたのが法律である。

古くは古代メソポタミアのハンムラビ法典から日本における十七条憲法まで、さまざまな法律が制定されてきた。

近代国家の権力は[　　　　]で成り立っている。

日本では、国会が「立法権」、内閣が「行政権」、裁判所が「司法権」を持っている。

立法府である、国民の代表である[　　　　]から成る[　　]の審議で賛成多数を得て決められたのが法律である
法律に基づいて実際の行政を行うのが行政府である[　　　]

争いや犯罪を法律に基づいて裁くのが司法府である[　　　]

国民は立法府を選挙で、司法府を国民審査で、行政府を世論で制御することができる。

法律　国会において国会議員の議決を経て制定される。
[　　]内閣が制定する命令
府令　内閣総理大臣が制定する命令
省令と〇法施行規則　各省大臣が制定する命令
規則　行政機関が制定する命令
[　　]行政機関が関係する行政機関に対して発する文書通知
条例　地方公共団体が議会の議決を経て定める法
規則　地方公共団体の長が定める命令
[　　]行政機関が一般に知らせる公の行為

[　　]国家と国家の取り決め

第2章　ライフステージごとの健康管理に関する法規

母子保健法
児童福祉法
学校保健安全法
労働安全衛生法
健康増進法
高齢者医療確保法
介護保険法

年齢

感染症法
食育基本法

がん対策基本法
脳卒中・循環器病
対策基本法
精神保健福祉法

日本の 65 歳以上の高齢者人口は 3461 万人（2017 年 9 月 15 日現在推計）であり、総人口に占める割合は 27.3%である。2055 年には 65 歳以上の高齢者人口の割合は 39.5%になると推定されている。

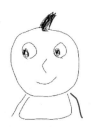 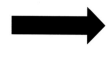 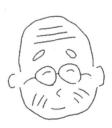

第3章　医療法

医療法とは病院、診療所、助産所などの医療提供施設の開設、管理、整備の方法などを定めている法律。

　1871年の医制、1948年の医療法の施行から、改正を重ねてきた。

診療録（カルテ）は医師法に規定があり5年間の保存義務がある。
看護記録は2年間の保存義務がある（医療法施行規則による規定）。
助産師の分娩録は5年間の保存義務がある（保健師助産師看護師法の規定）。

医療計画には5疾病5事業及び在宅医療に関する目標、医療連携体制、情報提供の推進が定められている。
5疾病　がん、脳卒中、急性心筋梗塞、糖尿病、精神疾患
5事業　救急医療、災害時における医療、へき地医療、周産期医療、小児医療

救急医療機関は3つのレベルに分けられている。
まずは初期救急医療機関へ、より重篤になるにしたがって二次救急医療機関、三次救急医療機関に行くことが想定されている。

初期救急医療機関　休日夜間急患センター、在宅当番医
二次救急医療機関　中規模の救急病院、病院群輪番制病院、共同利用型病院
三次救急医療機関　救命救急センター、地域救命救急センター、高度救命救急センター

演習問題

診療録（カルテ）は医師法に規定があり□年間の保存義務がある

看護記録は□年間の保存義務がある（医療法施行規則による規定）

助産師の分娩録は□年間の保存義務がある（保健師助産師看護師法の規定）

医療計画には５疾病５事業及び在宅医療に関する目標、医療連携体制、情報提供の推進が定められている。

５疾病　□□□、脳卒中、急性心筋梗塞、□□□□、精神疾患

５事業　□□医療、災害時における医療、□□□医療、周産期医療、小児医療

初期救急医療機関　□□□□□センター、在宅当番医

二次救急医療機関　中規模の救急病院、病院群輪番制病院、共同利用型病院

三次救急医療機関　救命救急センター、地域救命救急センター、□□□□□センター

> 救急時の医療体制
>
> 初期救急医療機関
>
> ↓
>
> 二次救急医療機関
>
> ↓
>
> 三次救急医療機関

第４章　医師・歯科医師・保健師・助産師・看護師に関する法律

医師法　医師でなければ医業をしてはいけない（業務独占、名称独占）。
歯科医師法　歯科医師でなければ歯科医業をしてはいけない（業務独占、名称独占）。

助産師、看護師、准看護師は業務独占かつ名称独占
保健師は名称独占のみ
保健師助産師看護師法で規定されている。

保健師、助産師、看護師は国家試験なので厚生労働大臣が交付する。
准看護師は准看護師試験なので都道府県知事が交付する。

　２年ごとに１２月３１日時点での氏名住所を翌年１月１５日までに就業地の都道府県知事に届け出なければならない。

　療養上の世話と診療の補助が業務で医療行為は禁止されているが臨時応急の手当てと助産師の業務は除外

　特定行為とは診療の補助であって手順書により行う場合に実践的な理解力、思考力および判断力、高度かつ専門的な知識、技能が特に必要とされた３８の行為を指す。
　特定行為研修を手順書により行う看護師は指定研修期間において特定行為研修を受けなければならない。

　守秘義務がある。業務を辞めた後であってもである。ただし助産師の守秘義務は明記されておらず医師や薬剤師と同じく刑法１３４条が適用される。

　登録事項の変更があれば３０日以内に訂正を厚生労働大臣に申請しなければならない。
　免許の取り消し処分を受けたときには５日以内に免許証を厚生労働大臣に返納しなければならない。

高校卒業	
医師養成課程のある大学（6年）を卒業	医師国家試験に合格すると医籍に登録されるが、その後、2年の初期研修、3年以上の後期研修を経て学会登録医、学会認定医、学会専門医、学会指導医と高度化していく。
医師国家試験に合格	
医師	
初期研修（2年）	
後期研修（3年）	
専門医	

高校卒業	
歯科医師養成課程のある大学（6年）を卒業	歯科医師国家試験に合格すると歯科医籍に登録されるが、1年間の臨床研修が義務付けられている。
歯科医師国家試験に合格	
歯科医師	
初期研修（1年）	

高校卒業	高校卒業	中学卒業	
看護師養成課程のある大学（4年）を卒業	看護師養成課程のある短期大学や看護専門学校（3年）を卒業	5年制一貫看護師養成課程校を卒業	
看護師国家試験に合格	看護師国家試験に合格	看護師国家試験に合格	
看護師	看護師	看護師	

看護師	看護師	看護師	看護師
看護系大学院2年	看護大学専攻科・別科院2年	看護短期大学専攻科1年	助産師養成所1年
助産師国家試験に合格	助産師国家試験に合格	助産師国家試験に合格	助産師国家試験に合格
助産師	助産師	助産師	助産師

看護師	看護師	看護師	看護師
看護系大学院2年	看護大学専攻科・別科院2年	看護短期大学専攻科1年	保健師養成所1年
保健師国家試験に合格	保健師国家試験に合格	保健師国家試験に合格	保健師国家試験に合格
保健師	保健師	保健師	保健師

演習問題

医師法　医師でなければ医業をしてはいけない（業務独占）。
歯科医師法　歯科医師でなければ歯科医業をしてはいけない（業務独占）。

助産師、看護師、准看護師は[　]独占かつ名称独占
保健師は名称独占のみ
保健師助産師看護師法で規定されている。

保健師、助産師、看護師は国家試験なので厚生労働大臣が交付する。
准看護師は准看護師試験なので[　　　　]が交付する。

　2年ごとに12月31日時点での氏名住所を翌年1月15日までに就業地の都道府県知事に届け出なければならない。

　療養上の世話と[　]の補助が業務で医療行為は禁止されているが臨時応急の手当てと[　]師の業務は除外

　医療行為は禁止されているが臨時応急の手当てと助産師の業務は除外

　特定行為とは診療の補助であって手順書により行う場合に実践的な理解力、思考力および判断力、高度かつ専門的な知識、技能が特に必要とされた38の行為を指す。
　特定行為研修を手順書により行う看護師は指定研修期間において特定行為研修を受けなければならない。

　守秘義務がある。業務を辞めた後であってもである。ただし助産師の守秘義務は明記されておらず医師や薬剤師と同じく刑法134条が適用される。

　登録事項の変更があれば[　]日以内に訂正を厚生労働大臣に申請しなければならない。
　免許の取り消し処分を受けたときには5日以内に免許証を厚生労働大臣に返納しなければならない。

第5章　薬剤師・栄養士・管理栄養士に関する法律

　薬剤師は薬剤師法に規定されている。高校卒業後6年制の薬剤師養成課程を経て国家試験に合格する必要があり調剤業務が業務独占である。

　管理栄養士・栄養士になるには、高校卒業後、管理栄養士養成課程もしくは栄養士養成課程のある大学、短期大学、専門学校に入学し、所定の専門課程を修得して卒業すればなることができる。

　栄養士は都道府県知事が免許を付与する資格である。主に健康な方を対象にして栄養指導や給食の運営を行う。

　専門的な知識と技術により病気を持った人に対して栄養指導や給食管理、栄養管理を行います。栄養士は栄養士法で規定されている。

　栄養士は、乳幼児期から高齢期まであらゆるライフステージで、個人や集団に食事や栄養についてアドバイスをしたり、特定給食施設等で献立を立てて食事を提供したり、栄養状態の管理を行う。

　管理栄養士は、厚生労働大臣が免許を付与する国家資格である。栄養士法によって規定されており、管理栄養士は国家試験の合格が必要だが栄養士は養成施設を卒業すればなれる。

　栄養士と管理栄養士は名称独占であり業務独占ではない。

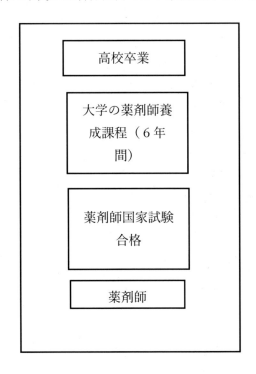

```
┌─────────────────────────────┐
│  ┌───────────────────────┐  │
│  │       高校卒業          │  │
│  └───────────────────────┘  │
│  ┌───────────────────────┐  │
│  │ 栄養士養成課程の         │  │
│  │ ある大学、短期大         │  │
│  │ 学、専門学校を卒         │  │
│  │ 業                      │  │
│  └───────────────────────┘  │
│  ┌───────────────────────┐  │
│  │        栄養士           │  │
│  └───────────────────────┘  │
└─────────────────────────────┘
```

```
┌──────────────────────────────────────────────────┐
│  ┌──────────────────┐   ┌──────────────────┐      │
│  │     高校卒業       │   │     高校卒業       │      │
│  └──────────────────┘   └──────────────────┘      │
│  ┌──────────────────┐   ┌──────────────────┐      │
│  │ 管理栄養士養成課   │   │ 栄養士養成課程のあ │      │
│  │ 程のある大学（4    │   │ る大学、専門学校、 │      │
│  │ 年制)             │   │ 短大（2－4年）     │      │
│  └──────────────────┘   └──────────────────┘      │
│  ┌──────────────────┐   ┌──────────────────┐      │
│  │      栄養士        │   │      栄養士        │      │
│  └──────────────────┘   └──────────────────┘      │
│  ┌──────────────────┐   ┌──────────────────┐      │
│  │ 管理栄養士国家試   │   │ 実務経験1－3年    │      │
│  │ 験合格            │   └──────────────────┘      │
│  └──────────────────┘   ┌──────────────────┐      │
│  ┌──────────────────┐   │ 管理栄養士国家試   │      │
│  │    管理栄養士      │   │ 験合格            │      │
│  └──────────────────┘   └──────────────────┘      │
│                         ┌──────────────────┐      │
│                         │    管理栄養士      │      │
│                         └──────────────────┘      │
└──────────────────────────────────────────────────┘
```

演習問題

　薬剤師は薬剤師法に規定されている。高校卒業後6年制の薬剤師養成課程を経て国家試験に合格する必要があり▢▢業務が業務独占である。

　管理栄養士・栄養士になるには、高校卒業後、管理栄養士養成課程もしくは栄養士養成課程のある大学、短期大学、専門学校に入学し、所定の専門課程を修得して卒業すればなることができる。

　栄養士は▢▢▢▢▢▢が免許を付与する資格である。主に健康な方を対象にして栄養指導や給食の運営を行う。

　専門的な知識と技術により病気を持った人に対して栄養指導や給食管理、栄養管理を行う。栄養士は▢▢▢法で規定されている。

　栄養士は、乳幼児期から高齢期まであらゆるライフステージで、個人や集団に食事や栄養についてアドバイスをしたり、特定給食施設等で献立を立てて食事を提供したり、栄養状態の管理を行う。

　管理栄養士は、▢▢▢▢▢▢が免許を付与する国家資格である。栄養士法によって規定されており、管理栄養士は国家試験の合格が必要だが栄養士は養成施設を卒業すればなれる。

　栄養士と管理栄養士は▢▢独占であり▢▢独占ではない。

第6章　診療放射線技師・臨床工学技士・作業療法士・理学療法士に関する法律

　診療放射線技師は業務独占・名称独占であり、放射線検査や治療を行う。養成課程のある大学や専門学校などで3年以上通学して国家試験に合格することで得られる国家資格である。

　臨床工学技士は医師の指示のもとで血液浄化装置や人工呼吸器、人工心肺装置などの生命維持管理装置を操作したり、医療機器が安全に正しく使用できるように保守点検をおこなう4年制の臨床工学科、医用生体工学科などの大学の養成課程、3年制の短大の臨床工学科、3－4年制の臨床工学科、臨床工学技士科などの専門学校を経て国家試験に合格することで得られる国家資格である。

　作業療法士と理学療法士は医療機関においてリハビリテーションの支援を行うリハビリテーションに関わる厚生労働大臣の認める国家資格である。名称独占の資格で業務独占の資格ではない。

　理学療法は病気、けが、高齢、障害などによって運動機能が低下した状態にある人々に対し、歩行練習などの運動療法や、電気・温熱・光線などを使った物理療法を用いて、身体の機能や動作の回復をサポートする。

　作業療法とは病気、けが、高齢、障害などによって運動機能が低下した状態にある人々に対し、入浴や食事など日常生活の動作や、手工芸、園芸及びレクリエーションなどを通して、基本的動作能力、応用的動作能力、社会的応用能力を高めるものである。

　その他の医療系国家資格としては言語聴覚士、視能訓練士、臨床検査技師、義肢装具士、柔道整復師、はり師・きゅう師、あん摩マッサージ指圧師、救急救命士、登録販売者がある。

表　理学療法と作業療法の違い

	理学療法	作業療法
手段	運動療法 物理療法	日常生活の動作 手工芸、園芸 レクリエーション
サポートするもの	身体の機能や動作の回復	基本的動作能力 応用的動作能力 社会的応用能力

高校卒業
理学療法士養成課程のある大学等を卒業
国家試験合格
理学療法士

高校卒業
作業療法士養成課程のある大学等を卒業
国家試験合格
作業療法士

高校卒業
診療放射線技師養成課程のある大学等を卒業
国家試験合格
診療放射線技師

高校卒業
臨床工学技士養成課程のある大学等を卒業
国家試験合格
臨床工学技士

演習問題

　　　　　　　　は業務独占・名称独占であり、放射線検査や治療を行う。養成課程のある大学や専門学校などで 3 年以上通学して国家試験に合格することで得られる国家資格である。

　　　　　　　　は医師の指示のもとで血液浄化装置や人工呼吸器、人工心肺装置などの生命維持管理装置を操作したり、医療機器が安全に正しく使用できるように保守点検をおこなう4年制の臨床工学科、医用生体工学科などの大学の養成課程、3年制の短大の臨床工学科、3－4年制の臨床工学科、臨床工学技士科などの専門学校を経て国家試験に合格することで得られる国家資格である。

　作業療法士と理学療法士は医療機関においてリハビリテーションの支援を行うリハビリテーションに関わる　　　　　　　の認める国家資格である。

　名称独占の資格で　　独占の資格ではない。

　　　療法は病気、けが、高齢、障害などによって運動機能が低下した状態にある人々に対し、歩行練習などの運動療法や、電気・温熱・光線などを使った物理療法を用いて、身体の機能や動作の回復をサポートする。

　　　療法とは病気、けが、高齢、障害などによって運動機能が低下した状態にある人々に対し、入浴や食事など日常生活の動作や、手工芸、園芸及びレクリエーションなどを通して、基本的動作能力、応用的動作能力、社会的応用能力を高めるものである。

　その他の医療系国家資格としては言語聴覚士、視能訓練士、臨床検査技師、義肢装具士、柔道整復師、はり師・きゅう師、あん摩マッサージ指圧師、救急救命士、登録販売者がある。

表　理学療法と作業療法の違い

	療法	療法
手段	運動療法 物理療法	日常生活の動作 手工芸、園芸 レクリエーション
サポートするもの	身体の機能や動作の回復	基本的動作能力 応用的動作能力 社会的応用能力

第7章　社会福祉士・精神保健福祉士・介護福祉士に関する法律

　社会福祉士、精神保健福祉士、介護福祉士は、社会福祉専門職の国家資格である。1987年の「社会福祉士及び介護福祉士法」で制定された。

　これらは名称独占の資格で業務独占の資格ではない。

　社会福祉士は身体的・精神的・経済的なハンディキャップのある人から相談を受け、日常生活がスムーズに営めるように支援を行ったり、困っていることを解決できるように支えたりすることを行う。

　他分野の専門職などと連携して包括的に支援を進めたり、社会資源などを開発したりする役割も行う。

　大学等で指定科目を履修する、短大等で指定科目を履修して実務1～2年を経験する、指定施設で実務を4年以上経験するなどのルートを経て国家資格を受け合格することで得ることができる。

　精神保健福祉士は精神に障がいがある人たちの社会復帰を手助けしたり、必要な訓練をおこなったりする精神科ソーシャルワーカーである。社会福祉士は障がいを持った人全体を対象とするのに対して、精神保健福祉士は精神に障がいを持った人だけをサポートする。大学等で指定科目を履修する、短大等で指定科目を履修して実務1～2年を経験するなどのルートを経て国家資格を受け合格することで得ることができる。

介護福祉士の仕事は、介護が必要なお年寄りや障害のある人に対して、食事や入浴、排泄、歩行などの介助を行ったり介護者からの相談に応じてアドバイスをしたり、介護者の精神面でサポートしたりする仕事である。ケアワーカーとも呼ばれる。ホームヘルパーとは違って現場の責任者になったり介護者に対して介護の指導を行う。2年以上の養成施設を出る、福祉系高校を卒業する、実務経験3年以上＋実務者研修450時間などを経て国家試験に合格することで得ることができる。

高校卒業

福祉系大学で指定科目を履修	福祉系短期大学で指定科目を履修	相談援助の実務経験4年以上
	実務経験1-2年	

国家試験合格

社会福祉士

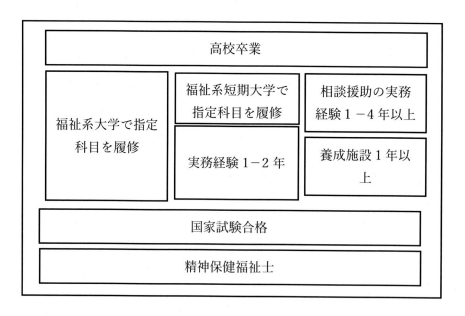

高校卒業

福祉系大学で指定科目を履修	福祉系短期大学で指定科目を履修	相談援助の実務経験1-4年以上
	実務経験1-2年	養成施設1年以上

国家試験合格

精神保健福祉士

養成施設（2年）	福祉系高校を卒業	実務経験3年以上＋実務者研修450時間

介護福祉士国家試験合格

介護福祉士

演習問題

　社会福祉士、精神保健福祉士、介護福祉士は、社会福祉専門職の[　　　]である。1987年の「社会福祉士及び介護福祉士法」で制定された。

　名称独占の資格で[　]独占の資格ではない。

　身体的・精神的・経済的なハンディキャップのある人から相談を受け、日常生活がスムーズに営めるように支援を行ったり、困っていることを解決できるように支えたりすることを行う。

　他分野の専門職などと連携して包括的に支援を進めたり、社会資源などを開発したりする役割も行う。

　大学等で指定科目を履修する、短大等で指定科目を履修して実務1〜2年を経験する、養成施設を経る、指定施設で実務を5年以上経験するという4つのルートを経て国家資格を受け合格することで得ることができる。

　精神保健福祉士は精神に障がいがある人たちの社会復帰を手助けしたり、必要な訓練をおこなったりする精神科ソーシャルワーカーである。社会福祉士は障がいを持った人全体を対象とするのに対して、精神保健福祉士は[　　]に障がいを持った人だけをサポートする。

　介護福祉士の仕事は、介護が必要なお年寄りや障害のある人に対して、食事や入浴、排泄、歩行などの介助を行ったり介護者からの相談に応じてアドバイスをしたり、介護者の精神面でサポートしたりする仕事である。[　　　　　　]とも呼ばれる。ホームヘルパーとは違って現場の責任者になったり介護者に対して介護の指導を行う。

第8章　公認心理師・臨床心理士に関する法律

国家資格の公認心理師と民間資格の臨床心理士がある。

公認心理師は指定カリキュラムによる大学卒業かつ大学院の修了と実務経験が要件となっている国家資格である。これは名称独占であり業務独占ではない。

臨床心理士は、民間資格だが、指定大学院の修了、もしくは医師免許と2年以上の心理臨床経験が受験資格として求められる資格である。資格の更新制度がある。

公認心理師の指定カリキュラムのある大学卒業
公認心理師の指定カリキュラムのある大学院修了
実務経験2年以上
公認心理師

臨床心理士の指定カリキュラムのある大学院修了
心理臨床経験1年以上（大学院によっては免除）
臨床心理士資格認定試験
臨床心理士
5年に一度の資格更新

第9章　医薬品医療機器等法

医薬品医療機器等法は 1960 年に施行され、毒薬、劇薬について記載している。

毒薬は容器または被包に黒地に白枠、白字で薬品名と毒の文字が記載されていないといけない。保管は他の薬剤と区別して貯蔵陳列し鍵をかけないといけない。

劇薬は容器または被包に白地に赤枠、赤字で劇の文字が記載されていなければいけない。他の薬剤と区別して貯蔵陳列しなければならない。鍵は必ずしも必要ない。

麻薬施用者とは都道府県知事の免許を受けて麻薬を施用・交付、または麻薬を記載した処方箋を交付する者（医師、歯科医師、獣医師が申請可能）

麻薬管理者とは都道府県知事の免許を受けて麻薬診療施設で施用・交付される麻薬を業務上管理する者（医師、歯科医師、獣医師・薬剤師が申請可能）

麻薬の保管　麻薬取扱者は、麻薬を麻薬以外の医薬品と区別し鍵をかけた堅牢な設備内に貯蔵しなければならない

向精神薬の保管　向精神薬は、向精神薬に関する業務に従事する者が盗難防止に必要な注意を払える場合を除き鍵をかけた設備内に保管しなければならない。

	表示	保管
毒薬	黒地に白枠 白字で毒の文字	鍵あり貯蔵陳列 他の薬剤と混在させない
劇薬	白地に赤枠 赤字で劇の文字	鍵は必要ない 他の薬剤と混在させない
麻薬 覚せい剤	麻の字	鍵必要 他の薬剤と混在させない
向精神薬	向の字	鍵必要

演習問題

医薬品医療機器等法は 1960 年に施行され、毒薬、劇薬について記載している。

毒薬は容器または被包に☐地に☐枠、☐字で薬品名と毒の文字が記載されていないといけない。保管は他の薬剤と区別して貯蔵陳列し鍵をかけないといけない。

劇薬は容器または被包に☐地に☐枠、☐字で劇の文字が記載されていなければいけない。他の薬剤と区別して貯蔵陳列しなければならない。鍵は必ずしも必要ない。

麻薬施用者とは都道府県知事の免許を受けて麻薬を施用・交付、または麻薬を記載した処方箋を交付する者（医師、歯科医師、☐が申請可能）

麻薬管理者とは☐の免許を受けて麻薬診療施設で施用・交付される麻薬を業務上管理する者（医師、歯科医師、獣医師・☐が申請可能）

麻薬の保管☐は、麻薬を麻薬以外の医薬品と区別し鍵をかけた堅牢な設備内に貯蔵しなければならない

向精神薬の保管☐は、向精神薬に関する業務に従事する者が盗難防止に必要な注意を払える場合を除き☐をかけた設備内に保管しなければならない

	表示	保管
☐	黒地に白枠 白字で毒の文字	鍵あり貯蔵陳列 他の薬剤と混在させない
劇薬	☐地に☐枠 赤字で劇の文字	鍵は必要ない 他の薬剤と混在させない
麻薬 ☐	麻の字	鍵必要 他の薬剤と混在させない
☐	向の字	鍵必要

第１０章　医療施設に関する法律

医療施設に関する法律で規定される施設は以下のとおりである。

病院　医療法により医業を行う２０床以上の病床を有する施設である。

特定機能病院は４００床以上の病床を持ち、１６以上の指定診療科を持つ。

診療所　入床病院は１９床以下

助産所　医療法により助産師が助産を行う施設で、入院病床は９床以下

助産所の開設には嘱託医師の設置が必要で、施設管理は助産師が行う。

介護保険施設

施設	介護老人保健施設	特別養護老人ホーム	介護老人福祉施設	介護医療院 ２０１８年４月創設	指定介護療養型医療施設 ２０２３年度末廃止
対象	在宅復帰を目指す６５歳以上の要介護１－５の高齢者 介護と医療をつなぐ中間的役割	原則65歳以上で要介護３以上および40歳から64歳の特定疾患が認められる方で要介護３以上	要介護３以上の高齢者	医療の必要な要介護高齢者 長期療養・生活施設を提供する	医療の必要な要介護高齢者の長期療養施設
サービス内容	介護レベルが低い、病状が安定している高齢者に対して医学的管理を提供する３－５か月	長期にわたる滞在が可能	常時介護が必要な高齢者の食事や入浴などの日常生活の世話	日常的・継続的な医学管理を必要とする要介護、看護、看取り、ターミナルケア、医学的管理の下における介護	
根拠法律	介護保険法	老人福祉法	老人福祉法	介護保険法	医療法

訪問看護ステーション

常勤換算で２．５人以上の看護職員の配置が必要

管理者は常勤の保健師または看護師でなければならない。

医療保険および介護保険による訪問看護は主治医の訪問看護指示書が必要になる。

理学療法士や作業療法士、言語聴覚士も訪問サービスを提供できる。

地域保健法による保健所と市町村保健センター

	保健所	市町村保健センター
所長	原則医師	医師でなくてよい
設置主体	都道府県、政令指定都市、中核市、特別区	市町村
役割	公衆衛生活動	住民に身近な対人保健サービス、母子保健、成人保健、健康相談など

地域包括支援センター

介護保険法で定められた、地域住民の保健、医療、福祉の向上、虐待防止、介護予防マネジメントなどを総合的に行う中核機関

設置主体は市町村及び市町村から委託を受けた社会福祉法人、医療法人など

人口２−３万当たりに一か所設置する。

演習問題

医療施設に関する法律で規定される施設は以下のとおりである。

病院　医療法により医業を行う ☐ 床以上の病床を有する施設である。

特定機能病院は ☐ 床以上の病床を持ち、１６以上の指定診療科を持つ。

診療所　入床病院は ☐ 床以下

助産所　医療法により助産師が助産を行う施設で、入院病床は ☐ 床以下

助産所の開設には嘱託医師の設置が必要で、施設管理は助産師が行う。

介護保険施設

施設	介護老人保健施設	特別養護老人ホーム	介護老人福祉施設	介護医療院 ２０１８年4月創設	指定介護療養型医療施設 ２０２３年度末廃止
対象	在宅復帰を目指す６５歳以上の要介護 ☐ の高齢者 介護と医療をつなぐ中間的役割	原則65歳以上で要介護3 ☐ 上および40歳から64歳の特定疾患が認められる方で要介護3以上	要介護 ☐ 以上の高齢者	医療の必要な要介護高齢者長期療養・生活施設を提供する	医療の必要な要介護高齢者の長期療養施設
サービス内容	介護レベルが低い、病状が安定している高齢者に対して医学的管理を提供する３−５か月滞在	長期にわたる滞在が可能	常時介護が必要な高齢者の食事や入浴などの日常生活の世話	日常的・継続的な医学管理を必要とする要介護、看護、看取り、ターミナルケア、医学的管理の下における介護	
根拠法律	介護保険法	老人福祉法	老人福祉法	介護保険法	医療法

訪問看護ステーション

常勤換算で◻◻◻人以上の看護職員の配置が必要

管理者は常勤の◻◻◻または看護師でなければならない

医療保険および介護保険による訪問看護は主治医の訪問看護指示書が必要になる

理学療法士や作業療法士、言語聴覚士も訪問サービスを提供できる。

地域保健法による保健所と市町村保健センター

	保健所	市町村保健センター
所長	原則医師	医師でなくてよい
設置主体	◻◻◻、政令指定都市、中核市、特別区	◻◻◻
役割	公衆衛生活動	住民に身近な対人保健サービス、母子保健、成人保健、健康相談など

地域包括支援センター

介護保険法で定められた、地域住民の保健、医療、福祉の向上、虐待防止、介護予防マネジメントなどを総合的に行う中核機関

設置主体は市町村及び市町村から委託を受けた◻◻◻、◻◻◻など

人口2－3万当たりに一か所設置する

第11章　都道府県が設置する保健医療福祉の代表的な施設

保健所
地方衛生研究所
精神保健福祉センター
福祉事務所
児童相談書
更生相談所

地域保健法が定める施設
保健所（都道府県、政令指定都市、中核市、その他政令で定める市、または特別区）
市町村保健センター（市町村で設置は任意）

	保健所	市町村保健センター
設置主体	都道府県、指定都市、中核市、政令市、特別区	市町村
所長	原則医師	医師である必要はない
機能	地域の公衆衛生活動	住民に身近な対人保健サービス 地域の健康づくりの拠点

第12章　福祉・高齢者に関わる仕事と法令

福祉に関わる国家資格
社会福祉専門職　介護福祉士、社会福祉士、精神保健福祉士、保育士

福祉六法
社会福祉六法とは、日本における生活保護法、児童福祉法、母子及び父子並びに寡婦福祉法、老人福祉法、身体障害者福祉法、知的障害者福祉法の総称。

他に障害者基本法（障害者基本計画）
障害者総合支援法（障害福祉計画）
社会福祉法（社会福祉協議会）
精神保健福祉法（精神保健福祉センター、精神保健指定医、任意入院、措置入院、医療保護入院、応急入院、精神障害者保健福祉手帳）

ノーマライゼーションとは障害者として特別視することなく、周囲の人々の援助や理解、環境の整備により個人として社会に参加し行動できるように持っていくこと。

高齢者にかかわる法律

　１９８３年　老人保健法
　１９９７年　介護保険法
　２００８年　高齢者医療確保法

演習問題

福祉に関わる国家資格
社会福祉専門職 ☐☐☐士、☐☐☐士、☐☐☐☐☐士、保育士

福祉六法
社会福祉六法とは、日本における生活保護法、児童福祉法、母子及び父子並びに寡婦福祉法、老人福祉法、身体障害者福祉法、知的障害者福祉法の総称。

他に障害者基本法（障害者基本計画）
障害者総合支援法（障害福祉計画）
社会福祉法（☐☐☐協議会）
精神保健福祉法（☐☐☐☐☐センター、精神保健指定医、任意入院、措置入院、医療保護入院、応急入院、精神障害者保健福祉手帳）

☐☐☐☐☐☐☐とは障害者として特別視することなく、周囲の人々の援助や理解、環境の整備により個人として社会に参加し行動できるように持っていくこと。

高齢者にかかわる法律

１９８３年　老人保健法
１９９７年　介護保険法
２００８年　高齢者医療確保法

第１３章　環境に関する法律の歴史

１６０２－１８６７年　江戸時代　鎖国により世界の経済から切り離されていた　しかし一人当たりの収入も低く餓死者も多かった。

１８６８年　**明治維新　世界と通商始まり**世界経済とつながると同時に１７世紀にイギリスで起きた産業革命を導入した。

１８６９－１９１０年　工業化を推進（紡績業、鉱業、鉄鋼業）

１８９４－１９０５　日清戦争、日露戦争勝利、**世界の先進工業国の仲間入り**

１８９０－１８９７年　足尾鉱毒事件　廃棄物処理は未熟であった。

１９３８－１９４５　太平洋戦争　日本のすべての主要都市は空爆により破壊され日本は明治維新以来７０年かけて蓄積してきた**工業インフラをすべて失った。**

１９４７年　日本国憲法第２５条１項　健康で文化的な最低限度の生活を営む権利

１９５２年　サンフランシスコ条約　日本が独立国に復帰

１９５０－１９５３年　朝鮮戦争
日本の産業基盤の再構築、工業化が始まる

１９５５年　富山県神通川流域でのイタイイタイ病

１９５７年　熊本県で水俣病

１９６１年　国民皆保険制度

１９６５年　新潟県で第二水俣病

１９７２－１９７４年　四日市ぜんそく

> 高度成長期の工業化（重工業、電子産業、自動車工業）に伴い公害問題が起きる

四代公害病　イタイイタイ病（富山県神通川におけるカドミウムを含む鉱山廃水）、水俣病（熊本県水俣湾におけるメチル水銀公害）、四日市ぜんそく（三重県四日市における石油コンビナートからのばい煙）、新潟水俣病（新潟県）

１９６７年　公害対策基本法

１９７０年　水質汚濁防止法　BOD, COD

１９７１年　環境庁発足　公害問題は終息へ

１９７０年代に工業インフラの整備が終わり、**日本は世界第二位の経済大国に成長**

１９７８年　アルマ・アタ宣言　プライマリヘルスケア
１９８６年　オタワ憲章　ヘルスプロモーション

１９８５年　フィラハ会議　地球温暖化が問題に
１９８７年　モントリオール議定書
１９８８年　気候変動に関する政府間パネル IPCC の設置
１９８８年　オゾン保護法

１９９２年　リオ宣言　行動計画アジェンダ２１
１９９３年　環境基本法

ベルリンの壁崩壊により共産主義経済の国が資本主義に参入
日本において１９７０年代から続いていた**バブルが崩壊**
戦後の安価で高品質な工業という**ビジネスモデル崩壊**
就職難・氷河期世代

１９９７年　京都議定書
１９９８年　家電リサイクル法
２００１年　オゾン回収・破壊法
２００２年　自動車リサイクル法

２００９年　PM2.5 規制

２０１１年　東日本大震災　福島原発からの放射線物質漏れ

公害問題よりも地球環境問題がクローズアップされる

地球環境問題が環境問題のメインに

放射性物質、放射能が新たな環境問題に

第14章　労働に関わる法律

労働三法とは労働組合法、労働基準法、労働関係調整法をいう。

労働基準法、労働契約法、労働組合法、労働関係調整法、労働安全衛生法、職業安定法、最低賃金法、障害者基本法、障害者の雇用の促進等に関する法律、高年齢者等の雇用の安定等に関する法律、雇用保険法、健康保険法、厚生年金保険法、国民健康保険法、国民年金法、介護保険法、男女雇用機会均等法、労働者派遣法、パートタイム労働法、育児介護休業法がある。

労働基準法は労働条件の決定、男女同一賃金の原則、解雇の予告、法定労働時間、休憩時間、休日、時間外・休日・深夜の割増賃金などを規定する。

産後休業　使用者は産後8週間を経過しない女性を就業させてはならない。ただし産後6週間を経過した女性が請求した場合で、医師が支障がないと認めた業務に就かせることは差し支えない。
産前休業　6週間（多胎妊娠の場合には14週間）以内に出産する予定の女性が休業を請求した場合、使用者はそのものを就業させてはならない。

生理休暇　使用者は生理日の就業が著しく困難な女性が請求した時には生理休暇を取ることを認めないといけない。

妊娠中の女性の坑内業務の禁止、危険有害業務の禁止、産後休業の取得は、使用者の強制的に守らなければいけない規定
他は任意。

労働者を解雇する場合には少なくとも30日前に予告しなければならない
休憩時間を除き原則として週に。40時間、1日に8時間を超えて労働させてはならない（法定労働時間）
少なくとも毎週1回の休日を与えなければいけない。
使用者が労働者の労働時間を延長、または深夜に労働させた場合には25％、休日に労働させた場合には35％の割増賃金を支払わなければならない。ただし時間外労働が一か月に60時間を超えた場合は50％の割増賃金を支払わなくてはいけない。

労災保険　労働者災害補償法（強制加入）
療養給付、休業給付、障害給付、遺族給付、葬祭料
保険者は国で、業務は労働局、労働基準監督署が行う。
保険料は事業者が全額負担する。

介護保険　介護保険法（強制加入）
雇用保険　雇用保険法（強制加入）

生活保護　福祉事務所　世帯単位、申請保護の原則　現金給付と現物給付

労働安全衛生法

　常時５０人以上の労働者を使用する事業場の事業者は安全管理者、衛生管理者、産業医を選任しないといけない。

　事業者は、有害な業務を行う屋内作業場、その他の作業場において必要な作業環境測定を行いその結果を記録しておかなければならない。

　事業者は労働者に対して健康診断を行わなければいけない

　都道府県労働局長は、がんその他の重度の健康被害を生じるおそれのある業務に従事していたものに対して離職の際あるいは離職後に当該業務に関わる健康管理手帳を交付する。

トータルヘルスプロモーション

　労働安全衛生法に基づき、全労働者を対象とした心とからだの健康づくり運動のことである。

演習問題

　労働三法とは労働組合法、労働基準法、労働関係調整法をいう。

労働基準法、労働契約法、労働組合法、労働関係調整法、労働安全衛生法、職業安定法、最低賃金法、障害者基本法、障害者の雇用の促進等に関する法律、高年齢者等の雇用の安定等に関する法律、雇用保険法、健康保険法、厚生年金保険法、国民健康保険法、国民年金法、介護保険法、男女雇用機会均等法、労働者派遣法、パートタイム労働法、育児介護休業法がある。

　[　　　　]法は労働条件の決定、男女同一賃金の原則、解雇の予告、法定労働時間、休憩時間、休日、時間外・休日・深夜の割増賃金などを規定する。

　産後休業　使用者は産後[　]週間を経過しない女性を就業させてはならない。ただし産後[　]週間を経過した女性が請求した場合で、医師が支障がないと認めた業務に就かせることは差し支えない。
　産前休業　６週間（多胎妊娠の場合には１４週間）以内に出産する予定の女性が休業を請求した場合、使用者はそのものを就業させてはならない。

　生理休暇　使用者は生理日の就業が著しく困難な女性が請求した時には生理休暇を取ることを認めないといけない。

　妊娠中の女性の坑内業務の禁止、危険有害業務の禁止、産後休業の取得は、使用者の強制的に守らなければいけない規定
　他は任意。

　労働者を解雇する場合には少なくとも[　]日前に予告しなければならない
　休憩時間を除き原則として週に。４０時間、１日に８時間を超えて労働させてはならない（法定労働時間）
　少なくとも毎週１回の休日を与えなければいけない。
　使用者が労働者の労働時間を延長、または深夜に労働させた場合には[　]％、休日に労働させた場合には[　]％の割増賃金を支払わなければならない。ただし時間外労働が一か月に６０時間を超えた場合は５０％の割増賃金を支払わなくてはいけない。

□保険　労働者災害補償法　（強制加入）
療養給付、休業給付、障害給付、遺族給付、葬祭料
保険者は国で、業務は労働局、労働基準監督署が行う。
保険料は事業者が全額負担する。

介護保険　介護保険法（強制加入）
雇用保険　□□□法（強制加入）

生活保護　福祉事務所　世帯単位、申請保護の原則　現金給付と現物給付

労働安全衛生法
　　常時□人以上の労働者を使用する事業場の事業者は安全管理者、衛生管理者、産業医を選任しないといけない。
　　事業者は、有害な業務を行う屋内作業場、その他の作業場において必要な作業環境測定を行いその結果を記録しておかなければならない。
　　事業者は労働者に対して健康診断を行わなければいけない
　　都道府県労働局長は、がんその他の重度の健康被害を生じるおそれのある業務に従事していたものに対して離職の際あるいは離職後に当該業務に関わる健康管理手帳を交付する。

　　トータルヘルスプロモーション
　　□□□□□法に基づき、全労働者を対象とした心とからだの健康づくり運動のことである。

第15章　食品管理に関する法律

食品にかかわる法律には食品安全基本法、食品衛生法、食品表示法、JAS法、健康増進法がある。

食中毒患者を診断した医師は直ちに最寄りの保健所長に届け出なければならない（食品衛生法）届出を受けた保健所長はすみやかに都道府県知事に報告するとともに必要な調査を行わなければならない。

食品安全基本法では食品安全委員会によるリスクアナリシス（リスク分析）が規定された。

食品製造の管理にはHACCPが先進国で義務化されつつある。
HACCPとは危害分析重要管理点 Hazard（危害）, Analysis（分析）, Critical（重要）, Control（管理）, Point（点）のことである。

コーデックス委員会 Codex Alimentarius Commission（CAC）とは国際連合食糧農業機関（Food and Agriculture Organization of the United Nations（FAO））と世界保健機関（World Health Organization（WHO））が1963年に設立した、食品の国際基準（コーデックス基準）を制定する国際的な政府間組織である。

保健機能食品には特定保健用食品、栄養機能食品、機能性表示食品がある。

特定保健用食品はいわゆるトクホというもので、国の審査を通過する必要があり消費者庁長官が許可するものである。

栄養機能食品とはビタミン、ミネラルなど指定の栄養成分を基準量含む食品で国の審査や届け出は必要ない。

機能性表示食品は生鮮食品を含む全ての食品が対象で、国の審査は必要ないが、企業が科学的根拠を提出し届け出る制度である。

演習問題

食品にかかわる法律には食品安全基本法、食品衛生法、食品表示法、JAS法、健康増進法がある。

食中毒患者を診断した医師は直ちに最寄りの保健所長に届け出なければならない（食品衛生法）届出を受けた保健所長はすみやかに都道府県知事に報告するとともに必要な調査を行わなければならない。

食品安全基本法では食品安全委員会による 　　　　　　　　　（リスク分析）が規定された。

食品製造の管理には 　　　　　が先進国で義務化されつつある。
HACCPとは危害分析重要管理点 Hazard（危害）, Analysis（分析）, Critical（重要）, Control（管理）, Point（点）のことである。

コーデックス委員会 Codex Alimentarius Commission (CAC)とは国際連合食糧農業機関 (Food and Agriculture Organization of the United Nations (FAO))と世界保健機関（World Health Organization (WHO)）が1963年に設立した、食品の国際基準（コーデックス基準）を制定する国際的な政府間組織である。

保健機能食品には 　　　　　食品、　　　　　食品、　　　　　食品がある。

特定保健用食品はいわゆるトクホというもので、国の審査を通過する必要があり消費者庁長官が許可するものである。

栄養機能食品とはビタミン、ミネラルなど指定の栄養成分を基準量含む食品で国の審査や届け出は必要ない。

機能性表示食品は生鮮食品を含む全ての食品が対象で、国の審査は必要ないが、企業が科学的根拠を提出し届け出る制度である。

第１６章　健康の定義

WHO の健康の定義
WHO 憲章では健康を以下のように定義している。　「健康とは、肉体的、精神的及び社会的に完全に良好な状態であり、単に疾病又は病弱 の存在しないことではない。」

QOL　生活の質　病気や障害があってもその人固有の生活や人生観に沿った生き方、あるいは自己実現を求めていくこと。
ノーマライゼーションとは障害をもつ人も平等に生活できる社会を目指すこと。

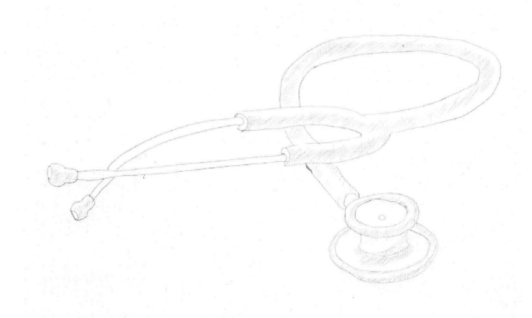

第１７章　健康の増進

健康増進にかかわる法律
健康増進法（平成１５年）が健康日本２１を推進する基盤となった。
一次予防に重点を置いた健康づくり
健康日本２１（二次）は平成２５年から１０年間
健康寿命の延伸、健康格差の縮小、７５歳未満のがんの年齢調整死亡率の減少、がん検診の受診率の向上、循環器疾患の減少、糖尿病の減少、慢性閉塞性肺疾患（COPD)の認知度の向上

住環境と健康

ユニバーサルデザインとは障害の有無にかかわらずすべての人が利用しやすいように設計された建物や建築、製品、環境のこと。ノーマライゼーションの理念を具現化するもの。

バリアフリー　障害のある人や高齢者が社会生活に参加するうえで障壁となるものを除去し、環境を整備するための施策や状態のことをいう。

シックハウス症候群
家具や住宅建材由来の化学物質などにより生じる室内空気汚染により起きる健康被害のこと。

環境がもたらす健康被害

騒音、照度、気温、室内空気環境、浮遊粉塵

化学物質　シックハウス症候群
新型コロナウィルス感染症も密閉で起きる

放射性物質
セシウム１３７　カルシウムと似ており半減期３０年だが既に濃度低い
ヨウ素１３１、１３３　半減期８日、２１時間　甲状腺がんを起こすが直後以外は影響なし
トリチウム　水素に似ている　半減期１２年　水に混ざる

建築物環境衛生管理基準の順守が定められている。

演習問題

健康増進にかかわる法律

健康増進法（平成１５年）が健康日本２１を推進する基盤となった。

一次予防に重点を置いた健康づくり

　　　　　　　　（二次）は平成２５年から１０年間

健康寿命の延伸、健康格差の縮小、７５歳未満のがんの年齢調整死亡率の減少、がん検診の受診率の向上、循環器疾患の減少、糖尿病の減少、慢性閉塞性肺疾患（COPD)の認知度の向上

住環境と健康

　　　　　　　　　　　とは障害の有無にかかわらずすべての人が利用しやすいように設計された建物や建築、製品、環境のこと。ノーマライゼーションの理念を具現化するもの。

　　　　　　　障害のある人や高齢者が社会生活に参加するうえで障壁となるものを除去し、環境を整備するための施策や状態のことをいう。

　　　　　　症候群

家具や住宅建材由来の化学物質などにより生じる室内空気汚染により起きる健康被害のこと。

環境がもたらす健康被害

騒音、照度、気温、室内空気環境、浮遊粉塵

化学物質　　　　　　症候群

新型コロナウィルス感染症も密閉で起きる。

放射性物質

セシウム１３７　カルシウムと似ており半減期　　年だが既に濃度低い

ヨウ素１３１、１３３　半減期８日、２１時間　甲状腺がんを起こすが直後以外は影響なし

トリチウム　水素に似ている　半減期　　年　水に混ざる

建築物環境衛生管理基準の順守が定められている。

第18章　国際保健

国際機関

WHO（世界保健機関）

FAO（国際連合食糧農業機関）

UNICEF（国際連合児童基金）

JICA（国際協力機構）

ICN（国際看護師協会）

UNHCR（難民に対する国際的保護）

UNDP（国連開発計画）

ILO（国際労働機関）

FAO（国連食糧農業機関）

ICRC（赤十字国際委員会）

世界の貧困と病気の現状

世界の貧困と人口増加はサブサハラアフリカと南アジアに集中

主な疾病　エイズ、妊産婦死亡、5歳未満児死亡率の高止まり、ビタミンA欠乏、飢餓、鉄欠乏性貧血、ヨード欠乏症

1964年　フィンランド・ヘルシンキ宣言　医療の担い手は、医療を提供するにあたり適切な説明を行い、医療を受ける者の理解を得るようにしなければならない。これをインフォームドコンセントという。ヘルシンキ宣言で定められた。

1978年 WHO カザフスタン・アルマ・アタ宣言　プライマリヘルスケア
「すべての人」にとって健康を、基本的な人権として認め、その達成の過程において、住民の主体的な参加や自己決定権を保障する理念のことである（先進国と開発途上国両方を念頭に置いている）。

1986年　WHO　カナダ・オタワ憲章　ヘルスプロモーション
人々が自らの健康をコントロールし、改善できるようにするプロセスのことを言う（先進国住民を念頭に置いている）。

１９８８年　看護師の倫理綱領（国際看護師協会 ICN）

４つの基本的責任

健康の増進、疾病の予防、健康の回復、苦痛の緩和

２０１５年 国連　SDGs Sustainable Development Goals

持続可能な開発のための 2030 アジェンダ（2016 年から 2030 年の 15 年間で達成するために掲げた目標、すべての人々が対象）

年	宣言等	内容
1964	フィンランド・ヘルシンキ宣言	インフォームドコンセント
1978	WHO カザフスタン・アルマ・アタ宣言	プライマリヘルスケア
1986	WHO　カナダ・オタワ憲章	ヘルスプロモーション
1988	看護師の倫理綱領（国際看護師協会 ICN）	４つの基本的責任
2015	国連　SDGs Sustainable Development Goals	持続可能な開発のための 2030 アジェンダ

演習問題

国際機関

[____]（世界保健機関）
FAO（国際連合食糧農業機関）
[____]（国際連合児童基金）
JICA（国際協力機構）
[____]（国際看護師協会）
UNHCR（難民に対する国際的保護）
UNDP（国連開発計画）
ILO（[_____]）
FAO（国連食糧農業機関）
[____]（赤十字国際委員会）

世界の貧困と病気の現状

世界の貧困と人口増加はサブサハラアフリカと[____]に集中

主な疾病　エイズ、妊産婦死亡、5歳未満児死亡率の高止まり、ビタミンA欠乏、飢餓、鉄欠乏性貧血、ヨード欠乏症

1964年　フィンランド・[____]宣言　医療の担い手は、医療を提供するにあたり適切な説明を行い、医療を受ける者の理解を得るようにしなければならない。これをインフォームドコンセントという。[____]宣言で定められた。

1978年　WHO　カザフスタン・アルマ・アタ宣言　[_____]
「すべての人」にとって健康を、基本的な人権として認め、その達成の過程において、住民の主体的な参加や自己決定権を保障する理念のことである（先進国と開発途上国両方を念頭に置いている）。

1986年　WHO　カナダ・オタワ憲章　[_____]
人々が自らの健康をコントロールし、改善できるようにするプロセスのことを言う（先進国住民を念頭に置いている）。

１９８８年　看護師の倫理綱領（国際看護師協会 ICN）

４つの基本的責任

健康の増進、[　　　　　]、健康の回復、[　　　　　]

２０１５年　国連[　　　]Sustainable Development Goals

持続可能な開発のための 2030 アジェンダ（2016 年から 2030 年の 15 年間で達成するために掲げた目標、すべての人々が対象）

年	宣言等	内容
1964	フィンランド[　　　　]キ宣言	インフォームドコンセント
1978	WHO カザフスタン・[　　　　]タ宣言	プライマリヘルスケア
1986	WHO　カナダ・オ[　　　]憲章	ヘルスプロモーション
1988	看護師の[　　　　]（国際看護師協会 ICN）	４つの基本的責任
2015	国連　SDGs[　　　　]Development Goals	持続可能な開発のための 2030 アジェンダ

第１９章　母子の福祉と保健

母子保護法、母体保護法、母子及び父子ならびに寡婦福祉法、労働基準法、育児・介護休業法、男女雇用機会均等法、児童福祉法が母子保健の法律に該当する。

母子保健法は妊産婦、乳児、幼児の保健指導、健康診査、訪問指導、妊娠の届出、母子健康手帳の交付、養育医療、母子健康センターの設置

母体保護法は不妊手術、人工妊娠中絶、受胎調節の実地指導

労働基準法では産前、産後休業、妊産婦の時間外、休日、深夜業務の制限、妊産婦の危険有害業務の就業制限、育児時間、生理休暇

育児・介護休業法は育児休業、介護休業、子の看護休暇、三歳に満たない子のいるものの勤務時間短縮などの措置

男女雇用機会均等法では妊産婦の勤務時間の変更（時差通勤）、妊産婦の勤務の軽減などを規定している。

体重が２５００ｇ未満の乳児が出生した場合保護者は出生の日時や体重などをすみやかに市町村に届け出なければいけない。

妊娠した者はすみやかに市町村長に届け出なければいけない。

市町村は妊娠の届出者に対して母子健康手帳を交付しなければならない。

市町村は養育のため病院、診療所に入院の必要のある未熟児（２０００ｇ未満）に対して医療にかかる費用を給付する。

市町村は１歳６か月児健診と３歳児健診を行わなければならない

市町村長は保健指導を要する妊産婦について医師、助産師、保健師などの職員に訪問指導を行わせる。

また疾病の疑いのある者には医師、歯科医師の診療を受けることを勧奨する。

市町村長は、新生児または未熟児に対し、必要に応じて医師、保健師、助産師などの職員に訪問指導を行わせる。

配偶者暴力防止法

配偶者暴力相談支援センター　都道府県が設置

妊娠中と出産後の対象法律の違い

	法律	内容
妊娠中	労働基準法	危険有害業務の制限、時間外労働の制限産前産後の休業（産前6週間、産後8週間）
妊娠中	男女雇用機会均等法	時差通勤
出産後	育児・介護休業法	労働時間短縮
出産後	労働基準法	生後満1年に達しない子供のいる女性は一日二回少なくとも30分育児時間を請求可

母子保健法と母体保護法、男女雇用機会均等法の違い

法律	内容
母子保健法	妊産婦、乳児、幼児の保健指導、健康診査、訪問指導、妊娠の届出、母子健康手帳の交付、養育医療、母子健康センターの設置
母体保護法	不妊手術、人工妊娠中絶、受胎調節の実地指導
男女雇用機会均等法	時差通勤、妊産婦の労働制限

演習問題

母子保護法、母体保護法、母子及び父子ならびに寡婦福祉法、労働基準法、育児・介護休業法、男女雇用機会均等法、児童福祉法が母子保健の法律に該当する。

□□□□□法は妊産婦、乳児、幼児の保健指導、健康診査、訪問指導、妊娠の届出、母子健康手帳の交付、養育医療、母子健康センターの設置

□□□□法は不妊手術、人工妊娠中絶、受胎調節の実地指導

□□□□法では産前、産後休業、妊産婦の時間外、休日、深夜業務の制限、妊産婦の危険有害業務の就業制限、育児時間、生理休暇

育児・介護休業法は育児休業、介護休業、子の看護休暇、三歳に満たない子のいるものの勤務時間短縮などの措置

□□□□□□□□法では妊産婦の勤務時間の変更（時差通勤）、妊産婦の勤務の軽減などを規定している。

体重が□□□□g 未満の乳児が出生した場合保護者は出生の日時や体重などをすみやかに市町村に届け出なければいけない。

妊娠した者はすみやかに市町村長に届け出なければいけない。

市町村は妊娠の届出者に対して□□□□手帳を交付しなければならない。

市町村は養育のため病院、診療所に入院の必要のある未熟児（２０００ｇ未満）に対して医療にかかる費用を給付する。

市町村は１歳６か月児健診と□歳児健診を行わなければならない

市町村長は保健指導を要する妊産婦について医師、助産師、保健師などの職員に訪問指導を行わせる。

また疾病の疑いのある者には医師、歯科医師の診療を受けることを勧奨する。

市町村長は、新生児または未熟児に対し、必要に応じて医師、保健師、助産師などの職員に訪問指導を行わせる。

配偶者暴力防止法

□□□□□□□支援センター　都道府県が設置

第20章　児童の福祉と保健

児童福祉法

児童とは満18歳に満たない者

乳児とは満1歳に満たない者

幼児は満1歳から小学校入学の始期に達するまでの者

少年は小学校就学の始期から満18歳に達するまでの者

障害児は身体・知的・精神（発達障害を含む）に障害のある児童

児童相談所　都道府県ごとに設置義務　児童虐待の防止

表　児童福祉法における名称と年齢

名称	年齢
乳児	満1歳に満たない者
幼児	満1歳から小学校入学の始期に達するまでの者
少年	小学校就学の始期から満18歳に達するまでの者
児童	満18歳に満たない者

演習問題

<u>児童福祉法</u>

児童とは満　　歳に満たない者

乳児とは満１歳に満たない者

幼児は満１歳から　　　　　　の始期に達するまでの者

少年は小学校就学の始期から満１８歳に達するまでの者

障害児は身体・知的・精神（発達障害を含む）に障害のある児童

児童相談所　　　　　ごとに設置義務　児童虐待の防止

表　児童福祉法における名称と年齢

名称	年齢
	満１歳に満たない者
幼児	満１歳から　　　　　の始期に達するまでの者
	小学校就学の始期から満１８歳に達するまでの者
児童	満　　歳に満たない者

第21章　成人の福祉と保健

特定健康診査・特定保健指導

40-74歳の医療保険の被保険者と被扶養者の全員を対象とし、メタボリックシンドロームとその予備軍を発見し、予防するプログラム。高齢者医療確保法に記載。

メタボリックシンドロームの基準としては、腹囲・血圧の計測と血液検査がある。
メタボリックシンドロームは
腹囲が男性85cm以上、女性90cm以上　に加えて

以下のうち2つを満たすものと定義されている。

高トリグリセリド血症かつ／または低HDLコレステロール血症
収縮期血圧130mmHg以上かつ／または拡張期血圧85mmHg以上
空腹時血糖110mg／dL以上

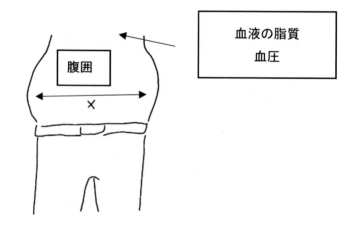

演習問題

特定健康診査・特定保健指導

４０－☐歳の医療保険の被保険者と被扶養者の全員を対象とし、メタボリックシンドロームとその予備軍を発見し、予防するプログラム。高齢者医療確保法に記載。

メタボリックシンドロームの基準としては、腹囲・血圧の計測と血液検査がある。

メタボリックシンドロームは

腹囲が男性☐cm 以上、女性☐cm 以上　に加えて

以下のうち２つを満たすものと定義されている。

高トリグリセリド血症かつ／または低 HDL コレステロール血症
収縮期血圧 130mmHg 以上かつ／または拡張期血圧 85mmHg 以上
空腹時血糖☐mg／dL 以上

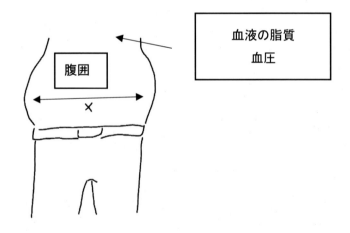

第２２章　保険の仕組み

保険とは、保険者が被保険者から少しずつお金を徴収してプールし、なにかあったときには申請に基づいて保険者が被保険者にお金を支払う仕組みである。大航海時代のイタリアで船が沈没したときは銀行が貸し付けた船の建造費の返済を免除し、船が無事に戻った場合には銀行に上乗せして手数料を支払うという保険のシステムが始まりその後保険にリスク分散の機能があることが見いだされ他の分野にも応用された。

健康な時、保険料を集めてプールしておく。

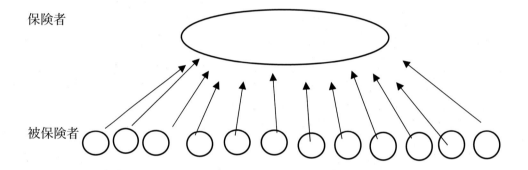

被保険者の中で病気治療が必要になった人が出たときに、プールしておいたお金を給付する。

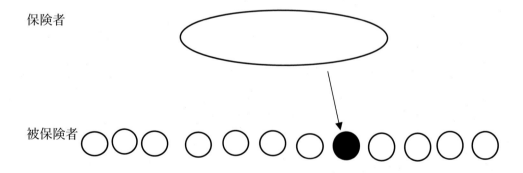

実際にはプールしたお金が直接病気になった人に支払われるわけではなく、病院に支払われ、病気になった人は病院から医療行為として現物給付を受ける。

日本では１９６１年に医療に適用され、国民皆保険制度が実現した。

被用者保険（サラリーマンと国家公務員、地方公務員、私学教職員）と国民健康保険（自営業者）

被用者保険は健康保険、国家公務員、地方公務員、私学教職員共済組合法、船員保険法
国民健康保険は国民健康保険法

ただし７５歳以上と６５−７４歳で一定の障害のある人は高齢者医療確保法の後期高齢者医療制度になる。負担は１割。運営主体は都道府県で全市町村が加入する広域連合。

保険者が被保険者である国民から保険金を集める　保険者が病院にお金を払う　病院は被保険者に医療サービスを現物給付する。

国民が一部を負担して病院に払い、病院は残りを保険者からもらう。

医療保険の自己負担額
小学校入学から６９歳まで　３割
小学校入学前　２割
７０−７５歳　２割
７５歳以上　１割

保健の種類	被保険者	保険者
国民健康保険	自営業者	市町村、特別区、国民健康保険組合
健康保険	中小企業の被用者	協会けんぽ
健康保険	大企業の被用者	各健康保険組合
共済組合	国家公務員、地方公務員、私学教職員とその家族	各共済組合
船員保険	船員とその家族	協会けんぽ
後期高齢者医療保険	７５歳以上と６５−７４歳で一定の障害のある人	後期高齢者医療事業者連合

日本の医療費は31兆円あるが、そのうち国が支出しているのは25%であり国民の負担は45%。
日本の医療費の対GDP比は7.9%であり、世界先進国中でも最も低い国に入る。

２０１４年の社会保障給付費は１１２兆円（国民一人当たり８８万円）
内訳は年金が４８．５％で医療が３２．４％、福祉その他が１９．１％。

演習問題

医療保険の自己負担額

小学校入学から６９歳まで　３割

小学校入学前 ☐ 割

７０−７５歳　２割

７５歳以上 ☐ 割

保健の種類	被保険者	保険者
国民健康保険		市町村、特別区、国民健康保険組合
健康保険	中小企業の被用者	
健康保険	大企業の被用者	各健康保険組合
共済組合	国家公務員、地方公務員、私学教職員とその家族	各共済組合
船員保険	船員とその家族	
後期高齢者医療保険	☐ 歳以上と６５−７４歳で一定の障害のある人	後期高齢者医療事業者連合

日本の医療費は 31 兆円あるが、そのうち国が支出しているのは 25％であり国民の負担は 45％。

日本の医療費の対 GDP 比は 7.9％であり、世界先進国中でも最も低い国に入る。

２０１４年の社会保障給付費は１１２兆円（国民一人当たり８８万円）

内訳は年金が４８．５％で医療が３２．４％、福祉その他が１９．１％。

第23章　年金保険

厚生年金（サラリーマンなどの被用者）と国民年金（自営業者）

全国民が加入する国民年金にサラリーマンなどが加入する厚生年金の２階建て

年金被保険者の種類	第１号被保険者	第２号被保険者	第３号被保険者
該当者	２０−６０歳未満で第２−３号に該当しない者（自営業者など）	被用者（サラリーマン）、公務員、組合員など	第２号被保険者に扶養される配偶者（専業主婦）

老齢基礎年金と障害基礎年金、遺族基礎年金の３つ

年金受給資格を得るには２５年以上の保険料納付期間が必要

学生の場合には国民年金保険料の学生納付特例制度があり、納付しないでも年金を受け取れる。

２０１２年　年金は５４兆円で社会保障給付費（１０８兆円）の約半分。

１９６１年に国民皆保険、国民皆年金が確立した。

演習問題

厚生年金（サラリーマンなどの被用者）と国民年金（自営業者）

全国民が加入する国民年金にサラリーマンなどが加入する厚生年金の２階建て

年金被保険者の種類	第１号被保険者	第２号被保険者	第３号被保険者
該当者	２０－６０歳未満で第２－３号に該当しない者（□□□□など）	被用者（サラリーマン）、□□□、組合員など	第２号被保険者に扶養される□□□（□□□）

老齢基礎年金と障害基礎年金、遺族基礎年金の３つ

年金受給資格を得るには□□年以上の保険料納付期間が必要

学生の場合には国民年金保険料の学生納付特例制度があり、納付しないでも年金を受け取れる。

２０１２年　年金は５４兆円で社会保障給付費（１０８兆円）の約半分。

１９６１年に国民皆保険、国民皆年金が確立した。

第２４章　介護保険

原則１割負担、所得が一定以上で２割負担

	第一号保険者	第二号保険者
介護被保険者	６５歳以上の要介護者、要支援者	４０歳以上６４歳未満で特定疾病のある医療保険加入者

市町村から要介護認定を受ける必要がある。
介護認定審査会で審査が行われる。

要支援１－２、要介護１－５ある。

認定結果の有効期間は６か月で更新して２か月まで

都道府県に設置された介護保険審査会に不服を申し立てることができる。

要介護は施設サービスと居宅サービスと地域密着型サービスを受けることができる。

要支援は居宅サービスと地域密着型サービスを受けることができる。

ケアプランはケアマネジャー、保健師が作成する。

演習問題

原則　　割負担、所得が一定以上で2割負担

	第一号保険者	第二号保険者
介護被保険者	歳以上の要介護者、要支援者	歳以上　　歳未満で特定疾病のある医療保険加入者

市町村から要介護認定を受ける必要がある。
介護認定審査会で審査が行われる。

要支援1－2、要介護1－5ある。

認定結果の有効期間は6か月で更新して2か月まで

　　　　　に設置された介護保険審査会に不服を申し立てることができる。

要介護は　　サービスと　　サービスと　　　　サービスを受けることができる。

要支援は　　サービスと　　　　サービスを受けることができる。

ケアプランはケアマネジャー、保健師が作成する。

第２５章　介護に関わる施設

在宅介護サービス、地域密着型介護サービス、施設介護サービス、市町村特別給付がある。

在宅介護サービス

要支援１又は２が利用できる

訪問介護、訪問入浴介護、訪問看護、訪問リハビリテーション、通所介護、通所リハビリテーション、福祉用具の貸与、短期入所生活介護、短期入所療養介護、購入費の支給、住宅改修費用の支給

賃貸住宅であり、看護師常駐は義務付けられていない。

地域密着型介護サービス

要介護１－５が利用できる

定期巡回・随時対応型訪問介護看護

夜間対応型訪問介護

認知症対応型通所介護

小規模多機能型居宅介護

認知症対応型共同生活介護

地域密着型特定施設入居者生活介護

地域密着型介護老人福祉施設入所者生活介護

複合型サービス（看護小規模多機能型居宅介護）

施設介護サービス（詳細は１８　医療施設に関する法律へ）

1　介護老人保健施設
2　特別養護老人ホーム
3　介護老人福祉施設
4　介護医療院
5　介護療養型医療施設（２０２３年度末廃止）

市町村特別給付

生活援助型配食サービス

演習問題

在宅介護サービス、地域密着型介護サービス、施設介護サービス、市町村特別給付がある。

在宅介護サービス

要　　　　　　が利用できる

訪問介護、訪問入浴介護、訪問看護、訪問リハビリテーション、通所介護、通所リハビリテーション、　　　　　　の貸与、短期入所生活介護、短期入所療養介護、購入費の支給、住宅改修費用の支給

賃貸住宅であり、看護師常駐は義務付けられていない。

地域密着型介護サービス

要　　　　　が利用できる

定期巡回・随時対応型訪問介護看護

夜間対応型訪問介護

認知症対応型　　　　　

小規模多機能型居宅介護

認知症対応型共同生活介護

地域密着型特定施設入居者生活介護

地域密着型介護老人福祉施設入所者生活介護

複合型サービス（看護小規模多機能型居宅介護）

施設介護サービス（詳細は18　医療施設に関する法律へ）

1　介護　　　　　施設
2　特別養護老人ホーム
3　介護老人福祉施設
4　介護　　　　
5　介護療養型医療施設（2023年度末廃止）

市町村特別給付

生活援助型配食サービス

第26章　疫学研究の方法

　疫学とは1854年にイギリスのスノーによって創始された学問で、イギリスのロンドンでコレラの発生を防ぐ目的（テムズ川のどこから飲料水を採取するかで死亡率に差がある）で考案された。その後大きく発展し、いくつかの系統に分かれたが現在では以下のように整理されている。

観察研究
記述疫学（地理疫学、時間集積性、人の特徴についての記述疫学）
分析疫学・仮説検証（症例対照研究）
分析疫学・仮説検証（コホート研究）
介入研究（非ランダム化比較試験）
介入研究　（ランダム化比較試験）
質的評価（系統的レビュー）
量的評価（メタアナリシス、プール分析）
の順に深くなっていく。

複数の疫学の結果をまとめる方法には質的評価と量的評価があり
質的評価　系統的レビュー
量的評価　メタアナリシス　プール分析
に分かれる。

診療ガイドラインとはエビデンスの系統的レビューに基づいて推奨を提示する文書である。

系統的レビューとメタアナリシス、プール分析
複数の研究データをまとめたものでエビデンスに基づいた医療及び保健対策に使われる。

インフォームドコンセント
インフォームドコンセントとは、患者・家族が病状や治療について十分に理解すると同時に、医療に関係する人も患者やその家族の意向と状況、説明内容の受け止め方、治療の選択などについて互いに情報共有し、皆で合意するプロセスのことである。

利益相反 conflict of interest は研究に個人や会社の利益が関わっていないかに関する情報を透明性を持って明示することである。

演習問題

疫学とは 1854 年にイギリスのスノーによって創始された学問で、イギリスのロンドンでコレラの発生を防ぐ目的（テムズ川のどこから飲料水を採取するかで死亡率に差がある）で考案された。その後大きく発展し、いくつかの系統に分かれたが現在では以下のように整理されている。

観察研究
記述疫学（地理疫学、時間集積性、人の特徴についての記述疫学）
分析疫学・仮説検証（症例対照研究）
分析疫学・仮説検証（＿＿＿＿＿研究）
介入研究（非ランダム化比較試験）
介入研究　（＿＿＿化比較試験）
質的評価（系統的レビュー）
量的評価（＿＿＿＿＿、プール分析）
の順に深くなっていく。

複数の疫学の結果をまとめる方法には質的評価と量的評価があり
質的評価　系統的レビュー
量的評価　メタアナリシス　＿＿＿分析
に分かれる。

診療ガイドラインとはエビデンスの系統的レビューに基づいて推奨を提示する文書である。

系統的レビューとメタアナリシス、プール分析
複数の研究データをまとめたものでエビデンスに基づいた医療及び保健対策に使われる。

＿＿＿＿＿＿＿＿＿＿とは、患者・家族が病状や治療について十分に理解すると同時に、医療に関係する人も患者やその家族の意向と状況、説明内容の受け止め方、治療の選択などについて互いに情報共有し、皆で合意するプロセスのことである。

＿＿＿＿＿ conflict of interest は研究に個人や会社の利益が関わっていないかに関する情報を透明性を持って明示することである。

第２７章　日本人の死亡原因

日本人の死亡はがん、心疾患、肺炎、脳血管疾患、老衰の順に多い。

年間の概数
死亡数　１３０万人

がん　３７万人
心疾患　２０万人
肺炎　１２万人
脳血管疾患　１１万人
老衰　９万人
不慮の事故　４万人
腎不全　２万５千人
自殺　２万１千人
大動脈瘤及び解離　１万８千人
肝疾患　１万５千人

男性に多いがん　肺がん、胃がん、大腸がん、すい臓がん、肝臓がんの順
女性に多いがん　大腸癌、肺がん、すい臓がん、乳がん、胃がんの順

0-4歳では先天奇形、染色体異常、5-9歳では不慮の事故、10-14歳ではがん、15-39歳では自殺率が死因第一位。

過去115年で見ると結核が死因第一位であった年数が最も長い(39年)。

国立感染症研究所の推定では日本の薬剤耐性菌による死者数は8000人である。
世界では2050年に1000万人に達すると見られている。

交通事故死者数は2万人近くいることもあったが近年は減少が続き近年は3000人を下回っている。

新型コロナウイルスの死者数は世界で630万人超、日本で31138人（2022年6月時点）。

演習問題

日本人の死亡はがん、心疾患、肺炎、脳血管疾患、老衰の順に多い

年間の概数
死亡数　１３０万人

| | ３７万人
心疾患　２０万人
肺炎　１２万人
| | １１万人
老衰　９万人
不慮の事故　４万人
| | ２万５千人
自殺　２万１千人
大動脈瘤及び解離　１万８千人
肝疾患　１万５千人

男性に多いがん　| |がん、胃がん、大腸がん、すい臓がん、肝臓がんの順
女性に多いがん　大腸癌、肺がん、| |がん、乳がん、胃がんの順

0-4 歳では先天奇形、染色体異常、5-9 歳では不慮の事故、10-14 歳ではがん、15-39 歳では自殺率が死因第一位。

過去 115 年で見ると結核が死因第一位であった年数が最も長い(39 年)。

国立感染症研究所の推定では日本の薬剤耐性菌による死者数は 8000 人である。
世界では 2050 年に 1000 万人に達すると見られている。

交通事故死者数は 2 万人近くいることもあったが近年は減少が続き近年は 3000 人を下回っている。

新型コロナウイルスの死者数は世界で 630 万人超、日本で 31138 人（2022 年 6 月時点）。

第２８章　予防医学

ハイリスクアプローチ　特殊な患者
ポピュレーションアプローチ　平均的な層

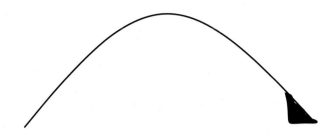

正規分布の中で右端が特殊な患者、それ以外が平均的な層

一次予防　病気にならないようにする
二次予防　病気が顕在化する前に発見して予防する
三次予防　固定した病気に対して健康を回復する

摂取カロリーは基礎代謝量×身体活動レベル(1.5〜2.0)
女性で
身体活動レベル高い場合　2100-2300kcal
身体活動レベル標準の場合 1650-2000kcal
身体活動レベル低い場合　 1400-1700kcal
男性で
身体活動レベル高い場合　2750-3050kcal
身体活動レベル標準の場合 2100-2600kcal
身体活動レベル低い場合　 1800-2300kcal

身体活動レベルは METS であらわされる（酸素消費レベル）。
テレビを座ってみるのは 1.0 METS
激しい運動は 10.0 METS

○がんを起こす要因　タバコ、睡眠不足、肥満、野菜不足、運動不足、ウィルスなど
○高血圧を起こす要因　肥満、運動不足、アルコールの飲みすぎ、塩分過多、カリウム・カ
ルシウム不足、ストレス、過労
○65 歳以上の成人が認知症を防ぐ要因(WHO)　1 週間に最低 150 分の中強度の有酸素運
動または 75 分の激しい有酸素運動（有酸素運動は最低 10 分以上の長さで行う）

巻末演習問題

演習問題

太古から、人々は争いをなくすためにルールを決めてきた。それを明文化し国家権力で効力を持たせたのが法律である。

古くは古代メソポタミアのハンムラビ法典から日本における十七条憲法まで、さまざまな法律が制定されてきた。

近代国家の権力は［　　　　］で成り立っている。

日本では、国会が「立法権」、内閣が「行政権」、裁判所が「司法権」を持っている。

立法府である、国民の代表である［　　　　］から成る［　　］の審議で賛成多数を得て決められたのが法律である

法律に基づいて実際の行政を行うのが行政府である［　　　］

争いや犯罪を法律に基づいて裁くのが司法府である［　　　］

国民は立法府を選挙で、司法府を国民審査で、行政府を世論で制御することができる。

法律　国会において国会議員の議決を経て制定される。
［　　　］　内閣が制定する命令
府令　内閣総理大臣が制定する命令
省令と○法施行規則　各省大臣が制定する命令
規則　行政機関が制定する命令
［　　　］　行政機関が関係する行政機関に対して発する文書通知
条例　地方公共団体が議会の議決を経て定める法
規則　地方公共団体の長が定める命令
［　　　］　行政機関が一般に知らせる公の行為

［　　　］　国家と国家の取り決め

解答：p4

演習問題

太古から、人々は争いをなくすためにルールを決めてきた。それを明文化し国家権力で効力を持たせたのが法律である。

古くは古代メソポタミアのハンムラビ法典から日本における十七条憲法まで、さまざまな法律が制定されてきた。

近代国家の権力は三権分立で成り立っている。

日本では、国会が「___権」、内閣が「___権」、裁判所が「司法権」を持っている。

立法府である、国民の代表である国会議員から成る国会の審議で賛成多数を得て決められたのが法律である

法律に基づいて実際の行政を行うのが___である内閣

争いや犯罪を法律に基づいて裁くのが司法府である___

国民は立法府を選挙で、司法府を国民審査で、行政府を___で制御することができる。

法律　国会において国会議員の議決を経て制定される。
政令　___が制定する命令
___　内閣総理大臣が制定する命令
省令と○法施行規則　___が制定する命令
___　行政機関が制定する命令
通達　行政機関が関係する行政機関に対して発する文書通知
___　地方公共団体が議会の議決を経て定める法
規則　___の長が定める命令
___　行政機関が一般に知らせる公の行為

条約　国家と国家の取り決め

解答 p4

演習問題

診療録（カルテ）は医師法に規定があり□年間の保存義務がある
看護記録は□年間の保存義務がある（医療法施行規則による規定）
助産師の分娩録は□年間の保存義務がある（保健師助産師看護師法の規定）

医療計画には5疾病5事業及び在宅医療に関する目標、医療連携体制、情報提供の推進が定められている
5疾病 □、脳卒中、急性心筋梗塞、□、精神疾患
5事業 □医療、災害時における医療、□医療、周産期医療、小児医療

初期救急医療機関　□センター、在宅当番医
二次救急医療機関　中規模の救急病院、病院群輪番制病院、共同利用型病院
三次救急医療機関　救命救急センター、地域救命救急センター、□センター

解答 p7

演習問題

医師法　医師でなければ医業をしてはいけない（業務独占）。
歯科医師法　歯科医師でなければ歯科医業をしてはいけない（業務独占）。

助産師、看護師、准看護師は[　　]独占かつ名称独占
保健師は名称独占のみ
保健師助産師看護師法で規定されている。

保健師、助産師、看護師は国家試験なので厚生労働大臣が交付する
准看護師は准看護師試験なので[　　　　　]が交付する

　2年ごとに12月31日時点での氏名住所を翌年1月15日までに就業地の都道府県知事に届け出なければならない

　療養上の世話と[　　]の補助が業務で医療行為は禁止されているが臨時応急の手当てと
[　　]師の業務は除外

　医療行為は禁止されているが臨時応急の手当てと助産師の業務は除外

　特定行為とは診療の補助であって手順書により行う場合に実践的な理解力、思考力および判断力、高度かつ専門的な知識、技能が特に必要とされた38の行為を指す。
　特定行為研修を手順書により行う看護師は指定研修期間において特定行為研修を受けなければならない。

　守秘義務がある。業務を辞めた後であってもである。ただし助産師の守秘義務は明記されておらず医師や薬剤師と同じく刑法134条が適用される。

　登録事項の変更があれば[　　]日以内に訂正を厚生労働大臣に申請しなければならない。
　免許の取り消し処分を受けたときには5日以内に免許証を厚生労働大臣に返納しなければならない。

解答 p9

演習問題

　薬剤師は薬剤師法に規定されている。高校卒業後 6 年制の薬剤師養成課程を経て国家試験に合格する必要があり[　]業務が業務独占である。

　管理栄養士・栄養士になるには、高校卒業後、管理栄養士養成課程もしくは栄養士養成課程のある大学、短期大学、専門学校に入学し、所定の専門課程を修得して卒業すればなることができる。

　栄養士は[　　　　　　]が免許を付与する資格である。主に健康な方を対象にして栄養指導や給食の運営を行う。

　専門的な知識と技術により病気を持った人に対して栄養指導や給食管理、栄養管理を行う。栄養士は[　　]法で規定されている。

　栄養士は、乳幼児期から高齢期まであらゆるライフステージで、個人や集団に食事や栄養についてアドバイスをしたり、特定給食施設等で献立を立てて食事を提供したり、栄養状態の管理を行う。

　管理栄養士は、[　　　　　　]が免許を付与する国家資格である。栄養士法によって規定されており、管理栄養士は国家試験の合格が必要だが栄養士は養成施設を卒業すればなれる。

　栄養士と管理栄養士は[　　]独占であり[　　]独占ではない。

解答 p13

演習問題

　　　　　　　は業務独占・名称独占であり、放射線検査や治療を行う。養成課程のある大学や専門学校などで 3 年以上通学して国家試験に合格することで得られる国家資格である。

　　　　　　　は医師の指示のもとで血液浄化装置や人工呼吸器、人工心肺装置などの生命維持管理装置を操作したり、医療機器が安全に正しく使用できるように保守点検をおこなう 4 年制の臨床工学科、医用生体工学科などの大学の養成課程、3 年制の短大の臨床工学科、3－4 年制の臨床工学科、臨床工学技士科などの専門学校を経て国家試験に合格することで得られる国家資格である。

　作業療法士と理学療法士は医療機関においてリハビリテーションの支援を行うリハビリテーションに関わる厚生労働大臣の認める国家資格である。名称独占の資格で業務独占の資格ではない。

　　　　　　　は病気、けが、高齢、障害などによって運動機能が低下した状態にある人々に対し、歩行練習などの運動療法や、電気・温熱・光線などを使った物理療法を用いて、身体の機能や動作の回復をサポートする。

　　　　　　とは病気、けが、高齢、障害などによって運動機能が低下した状態にある人々に対し、入浴や食事など日常生活の動作や、手工芸、園芸及びレクリエーションなどを通して、基本的動作能力、応用的動作能力、社会的応用能力を高めるものである。

　その他の医療系国家資格としては言語聴覚士、視能訓練士、臨床検査技師、義肢装具士、柔道整復師、はり師・きゅう師、あん摩マッサージ指圧師、救急救命士、登録販売者がある。

表　理学療法と作業療法の違い

	療法	療法
手段	運動療法 物理療法	日常生活の動作 手工芸、園芸 レクリエーション
サポートするもの	身体の機能や動作の回復	基本的動作能力 応用的動作能力 社会的応用能力

解答 p16

演習問題

　社会福祉士、精神保健福祉士、介護福祉士は、社会福祉専門職の国家資格である。1987年の「社会福祉士及び介護福祉士法」で制定された。

　名称独占の資格で□□独占の資格ではない。

　身体的・精神的・経済的なハンディキャップのある人から相談を受け、日常生活がスムーズに営めるように支援を行ったり、困っていることを解決できるように支えたりすることを行う。

　他分野の専門職などと連携して包括的に支援を進めたり、社会資源などを開発したりする役割も行う。

　大学等で指定科目を履修する、短大等で指定科目を履修して実務1〜2年を経験する、養成施設を経る、指定施設で実務を5年以上経験するという4つのルートを経て国家資格を受け合格することで得ることができる。

　精神保健福祉士は精神に障がいがある人たちの社会復帰を手助けしたり、必要な訓練をおこなったりする精神科ソーシャルワーカーである。社会福祉士は障がいを持った人全体を対象とするのに対して、精神保健福祉士は□□に障がいを持った人だけをサポートする。

　介護福祉士の仕事は、介護が必要なお年寄りや障害のある人に対して、食事や入浴、排泄、歩行などの介助を行ったり介護者からの相談に応じてアドバイスをしたり、介護者の精神面でサポートしたりする仕事である。□□□□□とも呼ばれる。ホームヘルパーとは違って現場の責任者になったり介護者に対して介護の指導を行う。

解答 p19

演習問題

医薬品医療機器等法は 1960 年に施行され、毒薬、劇薬について記載している。

毒薬は容器または被包に□地に□枠、□字で薬品名と毒の文字が記載されていないといけない。保管は他の薬剤と区別して貯蔵陳列し鍵をかけないといけない。

劇薬は容器または被包に□地に□枠、□字で劇の文字が記載されていなければいけない。他の薬剤と区別して貯蔵陳列しなければならない。鍵は必ずしも必要ない。

麻薬施用者とは都道府県知事の免許を受けて麻薬を施用・交付、または麻薬を記載した処方箋を交付する者（医師、歯科医師、□□□が申請可能）

麻薬管理者とは□□□□□□の免許を受けて麻薬診療施設で施用・交付される麻薬を業務上管理する者（医師、歯科医師、獣医師・□□□が申請可能）

麻薬の保管□□□□□□は、麻薬を麻薬以外の医薬品と区別し鍵をかけた堅牢な設備内に貯蔵しなければならない

向精神薬の保管□□□□□は、向精神薬に関する業務に従事する者が盗難防止に必要な注意を払える場合を除き□をかけた設備内に保管しなければならない。

解答 p23

演習問題

医薬品医療機器等法は 1960 年に施行され、毒薬、劇薬について記載している。

☐は容器または被包に黒地に白枠、白字で薬品名と毒の文字が記載されていないといけない。保管は他の薬剤と区別して貯蔵陳列し鍵をかけないといけない。

☐は容器または被包に白地に赤枠、赤字で劇の文字が記載されていなければいけない。他の薬剤と区別して貯蔵陳列しなければならない。鍵は必ずしも必要ない。

☐者とは都道府県知事の免許を受けて麻薬を施用・交付、または麻薬を記載した処方箋を交付する者（医師、歯科医師、獣医師が申請可能）

☐者とは都道府県知事の免許を受けて麻薬診療施設で施用・交付される麻薬を業務上管理する者（医師、歯科医師、獣医師・薬剤師が申請可能）

麻薬の保管　麻薬取扱者は、麻薬を麻薬以外の医薬品と区別し☐堅牢な設備内に貯蔵しなければならない

向精神薬の保管　向精神薬は、☐に関する業務に従事する者が盗難防止に必要な注意を払える場合を除き鍵をかけた設備内に保管しなければならない。

解答 p23

演習問題

医療施設に関する法律で規定される施設は以下のとおりである。

病院　医療法により医業を行う [　] 床以上の病床を有する施設である。

特定機能病院は [　] 床以上の病床を持ち、１６以上の指定診療科を持つ。

診療所　入床病院は [　] 床以下

助産所　医療法により助産師が助産を行う施設で、入院病床は [　] 床以下

助産所の開設には嘱託医師の設置が必要で、施設管理は助産師が行う。

介護保険施設

施設	介護老人保健施設	特別養護老人ホーム	介護老人福祉施設	介護医療院 ２０１８年４月創設	指定介護療養型医療施設 ２０２３年度末廃止
対象	在宅復帰を目指す６５歳以上の要介護 [　] の高齢者　介護と医療をつなぐ中間的役割	原則65歳以上で要介護3 [　] 上および40歳から64歳の特定疾患が認められる方で要介護3以上	要介護 [　] 以上の高齢者	医療の必要な要介護高齢者長期療養・生活施設を提供する	医療の必要な要介護高齢者の長期療養施設
サービス内容	介護レベルが低い、病状が安定している高齢者に対して医学的管理を提供する３－５か月滞在	長期にわたる滞在が可能	常時介護が必要な高齢者の食事や入浴などの日常生活の世話	日常的・継続的な医学管理を必要とする要介護、看護、看取り、ターミナルケア、医学的管理の下における介護	
根拠法律	介護保険法	老人福祉法	老人福祉法	[　　　] 法	医療法

解答 p25

訪問看護ステーション

常勤換算で[   ]人以上の看護職員の配置が必要

管理者は常勤の[   ]または看護師でなければならない

医療保険および介護保険による訪問看護は主治医の訪問看護指示書が必要になる

理学療法士や作業療法士、言語聴覚士も訪問サービスを提供できる。

地域保健法による保健所と市町村保健センター

	保健所	市町村保健センター
所長	原則医師	医師でなくてよい
設置主体	[ ]、政令指定都市、中核市、特別区	[ ]
役割	公衆衛生活動	住民に身近な対人保健サービス、母子保健、成人保健、健康相談など

地域包括支援センター

介護保険法で定められた、地域住民の保健、医療、福祉の向上、虐待防止、介護予防マネジメントなどを総合的に行う中核機関

設置主体は市町村及び市町村から委託を受けた[   ]、[   ]など

人口2－3万当たりに一か所設置する

解答 p26

訪問看護ステーション

常勤換算で２．５人以上の[＿＿＿＿＿]の配置が必要。

管理者は常勤の保健師または[＿＿＿]でなければならない。

医療保険および介護保険による訪問看護は主治医の訪問看護指示書が必要になる。

[＿＿＿＿＿]や[＿＿＿＿＿]、言語聴覚士も訪問サービスを提供できる。

地域保健法による保健所と市町村保健センター

	保健所	[＿＿＿＿＿]
所長	[＿＿＿＿]	医師でなくてよい
設置主体	都道府県、政令指定都市、中核市、特別区	市町村
役割	公衆衛生活動	住民に身近な対人保健サービス、母子保健、成人保健、健康相談など

地域包括支援センター

[＿＿＿＿]法で定められた、地域住民の保健、医療、福祉の向上、虐待防止、介護予防マネジメントなどを総合的に行う中核機関

設置主体は[＿＿＿]及び市町村から委託を受けた社会福祉法人、医療法人など

人口２－３万当たりに一か所設置する

解答 p26

80

演習問題

福祉に関わる国家資格
社会福祉専門職 ［　　　　　］士、［　　　　　］士、［　　　　　　　　］士、保育士

福祉六法
社会福祉六法とは、日本における生活保護法、児童福祉法、母子及び父子並びに寡婦福祉法、老人福祉法、身体障害者福祉法、知的障害者福祉法の総称。

他に障害者基本法（障害者基本計画）
障害者総合支援法（障害福祉計画）
社会福祉法（［　　　　　］協議会）
精神保健福祉法（［　　　　　　　　］センター、精神保健指定医、任意入院、措置入院、医療保護入院、応急入院、精神障害者保健福祉手帳）

［　　　　　　　　　　　　　　］とは障害者として特別視することなく、周囲の人々の援助や理解、環境の整備により個人として社会に参加し行動できるように持っていくこと。

高齢者にかかわる法律

　１９８３年　老人保健法
　［　　　　　］年　介護保険法
　２００８年　［　　　　　　　　］法

解答 p30

演習問題

労働三法とは労働組合法、労働基準法、労働関係調整法をいう。

労働基準法、労働契約法、労働組合法、労働関係調整法、労働安全衛生法、職業安定法、最低賃金法、障害者基本法、障害者の雇用の促進等に関する法律、高年齢者等の雇用の安定等に関する法律、雇用保険法、健康保険法、厚生年金保険法、国民健康保険法、国民年金法、介護保険法、男女雇用機会均等法、労働者派遣法、パートタイム労働法、育児介護休業法がある。

　　　　　　法は労働条件の決定、男女同一賃金の原則、解雇の予告、法定労働時間、休憩時間、休日、時間外・休日・深夜の割増賃金などを規定する。

　産後休業　使用者は産後　週間を経過しない女性を就業させてはならない。ただし産後　週間を経過した女性が請求した場合で、医師が支障がないと認めた業務に就かせることは差し支えない。
　産前休業　6週間（多胎妊娠の場合には１４週間）以内に出産する予定の女性が休業を請求した場合、使用者はそのものを就業させてはならない。

　生理休暇　使用者は生理日の就業が著しく困難な女性が請求した時には生理休暇を取ることを認めないといけない。

　妊娠中の女性の坑内業務の禁止、危険有害業務の禁止、産後休業の取得は、使用者の強制的に守らなければいけない規定
　他は任意。

　労働者を解雇する場合には少なくとも　　日前に予告しなければならない。
　休憩時間を除き原則として週に。４０時間、１日に８時間を超えて労働させてはならない（法定労働時間）
　少なくとも毎週1回の休日を与えなければいけない。
　使用者が労働者の労働時間を延長、または深夜に労働させた場合には　　％、休日に労働させた場合には　　％の割増賃金を支払わなければならない。ただし時間外労働が一か月に６０時間を超えた場合は５０％の割増賃金を支払わなくてはいけない。

解答 p34

☐保険　労働者災害補償法　（強制加入）
療養給付、休業給付、障害給付、遺族給付、葬祭料
保険者は国で、業務は労働局、労働基準監督署が行う。
保険料は事業者が全額負担する。

介護保険　介護保険法（強制加入）
雇用保険☐☐☐☐法（強制加入）

生活保護　福祉事務所　世帯単位、申請保護の原則　現金給付と現物給付

労働安全衛生法
　常時☐人以上の労働者を使用する事業場の事業者は安全管理者、衛生管理者、産業医を選任しないといけない。
　事業者は、有害な業務を行う屋内作業場、その他の作業場において必要な作業環境測定を行いその結果を記録しておかなければならない。
　事業者は労働者に対して健康診断を行わなければいけない。
　都道府県労働局長は、がんその他の重度の健康被害を生じるおそれのある業務に従事していたものに対して離職の際あるいは離職後に当該業務に関わる健康管理手帳を交付する。

トータルヘルスプロモーション
　☐☐☐☐☐☐法に基づき、全労働者を対象とした心とからだの健康づくり運動のことである。

解答 p35

演習問題

食品にかかわる法律には食品安全基本法、食品衛生法、食品表示法、JAS 法、健康増進法がある。

食中毒患者を診断した医師は直ちに最寄りの[＿＿＿＿＿]に届け出なければならない（食品衛生法）届出を受けた保健所長はすみやかに都道府県知事に報告するとともに必要な調査を行わなければならない。

食品安全基本法では食品安全委員会による[＿＿＿＿＿＿＿]（リスク分析）が規定された。

食品製造の管理には[＿＿＿＿]が先進国で義務化されつつある。
HACCP とは危害分析重要管理点 Hazard（危害）, Analysis（分析）, Critical（重要）, Control（管理）, Point（点）のことである。

コーデックス委員会 Codex Alimentarius Commission（CAC）とは国際連合食糧農業機関（Food and Agriculture Organization of the United Nations（FAO））と世界保健機関（World Health Organization（WHO））が 1963 年に設立した、食品の国際基準（コーデックス基準）を制定する国際的な政府間組織である。

保健機能食品には[＿＿＿＿]食品、[＿＿＿＿]食品、[＿＿＿＿]食品がある。

特定保健用食品はいわゆるトクホというもので、国の審査を通過する必要があり消費者庁長官が許可するものである。

栄養機能食品とはビタミン、ミネラルなど指定の栄養成分を基準量含む食品で国の審査や届け出は必要ない。

機能性表示食品は生鮮食品を含む全ての食品が対象で、国の審査は必要ないが、企業が科学的根拠を提出し届け出る制度である。

解答 p38

演習問題

健康増進にかかわる法律
健康増進法（平成１５年）が健康日本２１を推進する基盤となった。
一次予防に重点を置いた健康づくり
　　　　　　　　　　　（二次）は平成２５年から１０年間
健康寿命の延伸、健康格差の縮小、７５歳未満のがんの年齢調整死亡率の減少、がん検診の
受診率の向上、循環器疾患の減少、糖尿病の減少、慢性閉塞性肺疾患（COPD）の認知度の
向上

住環境と健康

　　　　　　　　　　　　とは障害の有無にかかわらずすべての人が利用しやすいように設計
された建物や建築、製品、環境のこと。ノーマライゼーションの理念を具現化するもの。

　　　　　　　　　障害のある人や高齢者が社会生活に参加するうえで障壁となるものを除去
し、環境を整備するための施策や状態のことをいう。

　　　　　　　症候群
家具や住宅建材由来の化学物質などにより生じる室内空気汚染により起きる健康被害のこ
と。

環境がもたらす健康被害

騒音、照度、気温、室内空気環境、浮遊粉塵

化学物質　　　　　　　症候群
新型コロナウィルス感染症も密閉で起きる。

放射性物質
セシウム１３７　カルシウムと似ており半減期３０年だが既に濃度低い
ヨウ素１３１、１３３　半減期８日、２１時間　甲状腺がんを起こすが直後以外は影響なし
トリチウム　水素に似ている　半減期１２年　水に混ざる

建築物環境衛生管理基準の順守が定められている。
解答 p41

演習問題

国際機関

[____]（世界保健機関）

FAO（国際連合食糧農業機関）

[_____]（国際連合児童基金）

JICA（国際協力機構）

[____]（国際看護師協会）

UNHCR（難民に対する国際的保護）

UNDP（国連開発計画）

ILO（[_____]）

FAO（国連食糧農業機関）

[____]（赤十字国際委員会）

世界の貧困と病気の現状

世界の貧困と人口増加はサブサハラアフリカと[____]に集中

主な疾病　エイズ、妊産婦死亡、５歳未満児死亡率の高止まり、ビタミンＡ欠乏、飢餓、鉄欠乏性貧血、ヨード欠乏症

１９６４年　フィンランド・[_____]宣言　医療の担い手は、医療を提供するにあたり適切な説明を行い、医療を受ける者の理解を得るようにしなければならない。これをインフォームドコンセントという。[_____]宣言で定められた。

１９７８年　WHO　カザフスタン・アルマ・アタ宣言　[_____]
「すべての人」にとって健康を、基本的な人権として認め、その達成の過程において、住民の主体的な参加や自己決定権を保障する理念のことである（先進国と開発途上国両方を念頭に置いている）。

１９８６年　WHO　カナダ・オタワ憲章　[_____]
人々が自らの健康をコントロールし、改善できるようにするプロセスのことを言う（先進国住民を念頭に置いている）。

解答 p43

１９８８年　看護師の倫理綱領（国際看護師協会 ICN）

４つの基本的責任

健康の増進、□□□□□、健康の回復、□□□□□□

２０１５年 国連 □□□ Sustainable Development Goals

持続可能な開発のための 2030 アジェンダ（2016 年から 2030 年の 15 年間で達成するために掲げた目標、すべての人々が対象）

解答 p44

演習問題

母子保護法、母体保護法、母子及び父子ならびに寡婦福祉法、労働基準法、育児・介護休業法、男女雇用機会均等法、児童福祉法が母子保健の法律に該当する。

[_____]法は妊産婦、乳児、幼児の保健指導、健康診査、訪問指導、妊娠の届出、母子健康手帳の交付、養育医療、母子健康センターの設置

[_____]法は不妊手術、人工妊娠中絶、受胎調節の実地指導

[_____]法では産前、産後休業、妊産婦の時間外、休日、深夜業務の制限、妊産婦の危険有害業務の就業制限、育児時間、生理休暇

育児・介護休業法は育児休業、介護休業、子の看護休暇、三歳に満たない子のいるものの勤務時間短縮などの措置

[_____]法では妊産婦の勤務時間の変更（時差通勤）、妊産婦の勤務の軽減などを規定している。

体重が[____]g 未満の乳児が出生した場合保護者は出生の日時や体重などをすみやかに市町村に届け出なければいけない

妊娠した者はすみやかに市町村長に届け出なければいけない。

市町村は妊娠の届出者に対して[____]手帳を交付しなければならない。

市町村は養育のため病院、診療所に入院の必要のある未熟児（２０００ｇ未満）に対して医療にかかる費用を給付する。

市町村は1歳6か月児健診と[__]歳児健診を行わなければならない

市町村長は保健指導を要する妊産婦について医師、助産師、保健師などの職員に訪問指導を行わせる。

また疾病の疑いのある者には医師、歯科医師の診療を受けることを勧奨する。

市町村長は、新生児または未熟児に対し、必要に応じて医師、保健師、助産師などの職員に訪問指導を行わせる。

配偶者暴力防止法

[_____]支援センター　都道府県が設置

解答 p47

演習問題

母子保護法、母体保護法、母子及び父子ならびに寡婦福祉法、労働基準法、育児・介護休業法、男女雇用機会均等法、児童福祉法が母子保健の法律に該当する。

母子保健法は妊産婦、乳児、幼児の保健指導、健康診査、訪問指導、妊娠の届出、母子健康手帳の交付、養育医療、[　　　　]センターの設置

母体保護法は不妊手術、[　　　　]、受胎調節の実地指導

労働基準法では[　　　　]休業、妊産婦の時間外、休日、[　　　　]の制限、妊産婦の危険有害業務の就業制限、育児時間、生理休暇

育児・介護休業法は[　　　　]、介護休業、子の看護休暇、三歳に満たない子のいるものの勤務時間短縮などの措置

男女雇用機会均等法では[　　　]の勤務時間の変更（時差通勤）、妊産婦の勤務の軽減などを規定している。

体重が２５００g未満の乳児が出生した場合保護者は出生の日時や体重などをすみやかに市町村に届け出なければいけない。

妊娠した者はすみやかに市町村長に届け出なければいけない。

市町村は妊娠の届出者に対して[　　　]手帳を交付しなければならない。

市町村は養育のため病院、診療所に入院の必要のある未熟児（２０００g未満）に対して医療にかかる費用を給付する。

市町村は[　　　　]健診と３歳児健診を行わなければならない

[　　　]は保健指導を要する妊産婦について医師、助産師、保健師などの職員に訪問指導を行わせる。

また疾病の疑いのある者には医師、歯科医師の診療を受けることを勧奨する。

市町村長は、新生児または未熟児に対し、必要に応じて医師、保健師、助産師などの職員に訪問指導を行わせる。

配偶者暴力防止法

配偶者暴力相談支援センター[　　　]が設置

解答 p47

演習問題

児童福祉法

児童とは満 ___ 歳に満たない者

乳児とは満１歳に満たない者

幼児は満１歳から ___ の始期に達するまでの者

少年は小学校就学の始期から満１８歳に達するまでの者

障害児は身体・知的・精神（発達障害を含む）に障害のある児童

児童相談所 ___ ごとに設置義務　児童虐待の防止

表　児童福祉法における名称と年齢

名称	年齢
___	満１歳に満たない者
幼児	満１歳か ___ の始期に達するまでの者
___	小学校就学の始期から満１８歳に達するまでの者
児童	満 ___ 歳に満たない者

解答 p50

演習問題

特定健康診査・特定保健指導

４０−☐歳の医療保険の被保険者と被扶養者の全員を対象とし、メタボリックシンドロームとその予備軍を発見し、予防するプログラム。高齢者医療確保法に記載。

メタボリックシンドロームの基準としては、腹囲・血圧の計測と血液検査がある。

メタボリックシンドロームは

腹囲が男性☐cm 以上、女性☐cm 以上　に加えて

以下のうち２つを満たすものと定義されている。

高トリグリセリド血症かつ／または低 HDL コレステロール血症

収縮期血圧 130mmHg 以上かつ／または拡張期血圧 85mmHg 以上

空腹時血糖☐mg／dL 以上

解答 p52

演習問題

医療保険の自己負担額

小学校入学から６９歳まで　３割

小学校入学前 □ 割

７０－７５歳　２割

７５歳以上 □ 割

保健の種類	被保険者	保険者
国民健康保険	□	市町村、特別区、国民健康保険組合
健康保険	中小企業の被用者	□
健康保険	大企業の被用者	各健康保険組合
共済組合	国家公務員、地方公務員、私学教職員とその家族	各共済組合
船員保険	船員とその家族	□
後期高齢者医療保険	□ 歳以上と６５－７４歳で一定の障害のある人	後期高齢者医療事業者連合

解答 p55

演習問題

医療保険の自己負担額

小学校入学から □ 歳まで　3割

小学校入学前　2割

７０−７５歳　2割

□ 歳以上　1割

保健の種類	被保険者	保険者
国民健康保険	自営業者	□ 国民健康保険組合
健康保険	□	協会けんぽ
健康保険	□	各健康保険組合
共済組合	国家公務員、地方公務員、私学教職員とその家族	各共済組合
船員保険	□ とその家族	協会けんぽ
□ 医療保険	７５歳以上と６５−７４歳で一定の障害のある人	後期高齢者医療事業者連合

解答 p55

演習問題

厚生年金（サラリーマンなどの被用者）と国民年金（自営業者）

全国民が加入する国民年金にサラリーマンなどが加入する厚生年金の2階建て

年金被保険者の種類	第1号被保険者	第2号被保険者	第3号被保険者
該当者	20−60歳未満で第2−3号に該当しない者（□□□□□など）	被用者（サラリーマン）、□□□□組合員など	第2号被保険者に扶養される□□□□（□□□□□）

老齢基礎年金と障害基礎年金、遺族基礎年金の3つ

年金受給資格を得るには□年以上の保険料納付期間が必要

学生の場合には国民年金保険料の学生納付特例制度があり、納付しないでも年金を受け取れる。

2012年　年金は54兆円で社会保障給付費（108兆円）の約半分。

1961年に国民皆保険、国民皆年金が確立した。

解答 p57

演習問題

原則 □ 割負担、所得が一定以上で2割負担

	第一号保険者	第二号保険者
介護被保険者	□歳以上の要介護者、要支援者	□歳以上□歳未満で特定疾病のある医療保険加入者

市町村から要介護認定を受ける必要がある。
介護認定審査会で審査が行われる。

要支援1－2、要介護1－5ある

認定結果の有効期間は6か月で更新して2か月まで

□ に設置された介護保険審査会に不服を申し立てることができる。

要介護は□サービスと□サービスと□サービスを受けることができる。

要支援は□サービスと□サービスを受けることができる。

ケアプランはケアマネジャー、保健師が作成する。

解答 p59

演習問題

在宅介護サービス、地域密着型介護サービス、施設介護サービス、市町村特別給付がある。

在宅介護サービス

要□□□□□が利用できる。

訪問介護、訪問入浴介護、訪問看護、訪問リハビリテーション、通所介護、通所リハビリテーション、□□□□□の貸与、短期入所生活介護、短期入所療養介護、購入費の支給、住宅改修費用の支給

賃貸住宅であり、看護師常駐は義務付けられていない。

地域密着型介護サービス

要□□□□□が利用できる

定期巡回・随時対応型訪問介護看護

夜間対応型訪問介護

認知症対応型通所介護

小規模多機能型居宅介護

認知症対応型共同生活介護

地域密着型特定施設入居者生活介護

地域密着型介護老人福祉施設入所者生活介護

複合型サービス（看護小規模多機能型居宅介護）

施設介護サービス（詳細は１８　医療施設に関する法律へ）

1　介護老人保健施設
2　特別養護老人ホーム
3　介護□□□□施設
4　介護医療院
5　介護療養型医療施設（２０２３年度末廃止）

市町村特別給付

生活援助型配食サービス

解答 p61

演習問題

妊娠中と出産後の対象法律の違い

	法律	内容
妊娠中		危険有害業務の制限、時間外労働の制限産前産後の休業（産前６週間、産後８週間）
妊娠中		時差通勤
出産後		労働時間短縮
出産後		生後満１年に達しない子供のいる女性は一日二回少なくとも３０分育児時間を請求可

母子保健法と母体保護法、男女雇用機会均等法の違い

法律	内容
	妊産婦、乳児、幼児の保健指導、健康診査、訪問指導、妊娠の届出、母子健康手帳の交付、養育医療、母子健康センターの設置
	不妊手術、人工妊娠中絶、受胎調節の実地指導
	時差通勤、妊産婦の労働制限

解答 p48

演習問題

疫学研究とは、1854 年にイギリスのスノーによって創始された学問で、イギリスのロンドンでコレラの発生を防ぐ目的（テムズ川のどこから飲料水を採取するかで死亡率に差がある）で考案された。その後大きく発展し、いくつかの系統に分かれましたが現在では以下のように整理されている。

観察研究
記述疫学（地理疫学、時間集積性、人の特徴についての記述疫学）
分析疫学・仮説検証（症例対照研究）
分析疫学・仮説検証（　　　　　研究）
介入研究（非ランダム化比較試験）
介入研究　（　　　　化比較試験）
質的評価（系統的レビュー）
量的評価（メタアナリシス、プール分析）
の順に深くなっていく。

複数の疫学の結果をまとめる方法には質的評価と量的評価があり
質的評価　系統的レビュー
量的評価　メタアナリシス　　　　分析
に分かれる。

診療ガイドラインとはエビデンスの系統的レビューに基づいて推奨を提示する文書である。

系統的レビューとメタアナリシス、プール分析
複数の研究データをまとめたものでエビデンスに基づいた医療及び保健対策に使われる。

　　　　　　　　　　　　とは、患者・家族が病状や治療について十分に理解すると同時に、医療に関係する人も患者やその家族の意向と状況、説明内容の受け止め方、治療の選択などについて互いに情報共有し、皆で合意するプロセスのことである。

　　　　conflict of interest は研究に個人や会社の利益が関わっていないかに関する情報を透明性を持って明示することである。　解答 p63

演習問題

医療保険の自己負担額

小学校入学から６９歳まで　□割

小学校入学前　２割

７０−７５歳　□割

７５歳以上　１割

保健の種類	被保険者	保険者
□	自営業者	市町村、特別区、国民健康保険組合
□	中小企業の被用者	協会けんぽ
□	大企業の被用者	各健康保険組合
□	国家公務員、地方公務員、私学教職員とその家族	各共済組合
船員保険	船員とその家族	□
□	７５歳以上と６５−７４歳で一定の障害のある人	後期高齢者医療事業者連合

解答 p55

演習問題

日本人の死亡はがん、心疾患、肺炎、脳血管疾患、老衰の順に多い

年間の概数
死亡数　１３０万人

| | ３７万人
心疾患　２０万人
肺炎　１２万人
| | １１万人
老衰　９万人
不慮の事故　４万人
| | ２万５千人
自殺　２万１千人
大動脈瘤及び解離　１万８千人
肝疾患　１万５千人

男性に多いがん　□がん、胃がん、大腸がんの順
女性に多いがん　大腸癌、肺がん、□がんの順

身体活動レベルは METS であらわされる（酸素消費レベル）。
テレビを座ってみるのは 1.0 METS
激しい運動は 10.0 METS
〇がんを起こす要因　タバコ、睡眠不足、肥満、□不足、運動不足、ウィルスなど
〇高血圧を起こす要因　肥満、運動不足、アルコールの飲みすぎ、□過多、カリウム・カルシウム不足、ストレス、過労
〇65 歳以上の成人が認知症を防ぐ要因(WHO)　1 週間に最低 150 分の中強度の有酸素運動または 75 分の激しい有酸素運動（有酸素運動は最低 10 分以上の長さで行う）

解答 p65,67

北垣浩志　（きたがき・ひろし）

昭和４６年生まれ。東京大学卒業、東京大学大学院修了の後、米国サウスカロラ
イナ医科大学、内閣府・日本学術会議・連携会員、文部科学省・学術調査官等を
経て佐賀大学・教授。この間、科学技術分野の文部科学大臣表彰、先端技術大賞・
特別賞等受賞多数。

健康科学・保健医療系学問における環境と法律

2021 年 10 月 1 日　初　版発行
2022 年 10 月 1 日　第 2 版発行

著　　　者　北垣　浩志
発　行　所　株式会社 三恵社
　　　　　　〒462-0056　愛知県名古屋市北区中丸町 2-24-1
　　　　　　TEL.052-915-5211　　　FAX.052-915-5019

ISBN 978-4-86693-477-8　C3047